0歳からの

発達が気になる赤ちゃんにやってあげたいこと

気づいて・育てる超早期療育プログラム

黒澤礼子
臨床心理士・臨床発達心理士

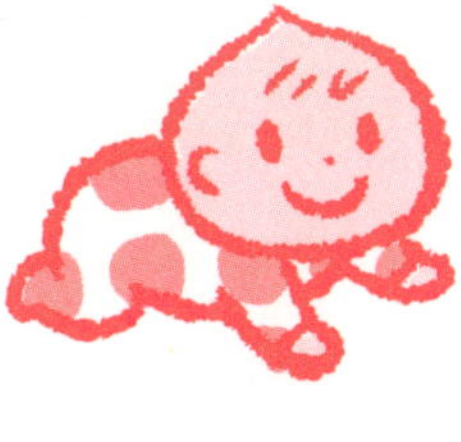

健康ライブラリー
スペシャル
講談社

はじめに

「気になる子どもが増えている」と、子どもにかかわる仕事の方たちは、口をそろえて言います。そのように、なんだか気になる「違和感」が、発達障害に気づく第一歩です。

発達障害は、本来誰もがもっている性格特性のバランスが悪く、極端なかたよりがあるものです。そのかたよりゆえに、社会への適応がうまくいかず、成長するにつれてさまざまな問題が生じてきます。

ただ、乳幼児期から気をつけて育てることにより、かたよりを改善し適応力を高めることができます。障害特性といわれるようなものが、周囲の根気のよいかかわりと、本人の成長力とで変化すれば、社会への適応力が身についてきます。上手に社会に適応できれば、それはもう障害ではなく個性というべきものです。

発達障害は脳の機能障害といわれ、生まれたときからそのバランスの悪さはあるのですが、乳幼児期の成長のめざましい時期に、発達を促すかかわりを意図的におこなうことが、バランスを整えることにつながります。早期に気づいて積極的にかかわることが療育的意味合いをもち、治療につながるというのが、従来の私の考えです。そしてそのためには乳幼児健診でおこなわれている一歳六カ月健診がもっとも重要なスタート時点であると思い、『赤ちゃんの発達障害に気づいて・育てる完全ガイド』（講談社、二〇〇九年）を書きました。多くの方は「まだ、小さすぎてわからない」と口をそろえて言う時代でした。

近年、早期療育をいろいろな形で耳にするようになり、特にＥＳＤＭ（Early Start Denver Model）というアメリカの超早期療育法があることを知り、さっそく原著に目を通してみました。読んでみると多くの理論が私の考えに一致するところがあり、確信を深めることができました。さらには、私の想像以上に早く療育のスタートが可能であることなど、気づかなかった新しい考えにもふれることができ、目を開かれる思いもしました。従来述べていた私の早期療育に対する考えにＥＳＤＭの理論を加え、さらに一歩進んだものとして、保護者、保育者、健診従事者など乳幼児にかかわるすべての皆様にお伝えしたいと思います。

発達障害の特性があるかもしれないと思われる子どもを、どのように育てていったらよいのか、どのように対応したらよいのか、理論と経験に基づき、具体的な方法をご紹介します。

臨床心理士・臨床発達心理士　黒澤礼子

発達が気になる赤ちゃんにやってあげたいこと
——気づいて・育てる超早期療育プログラム

目次

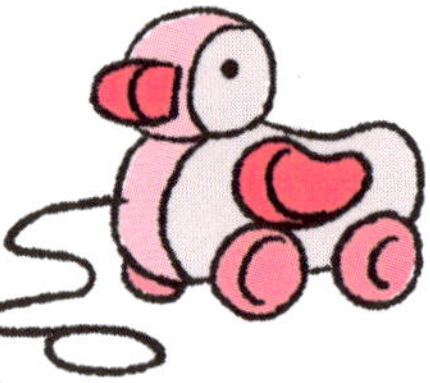

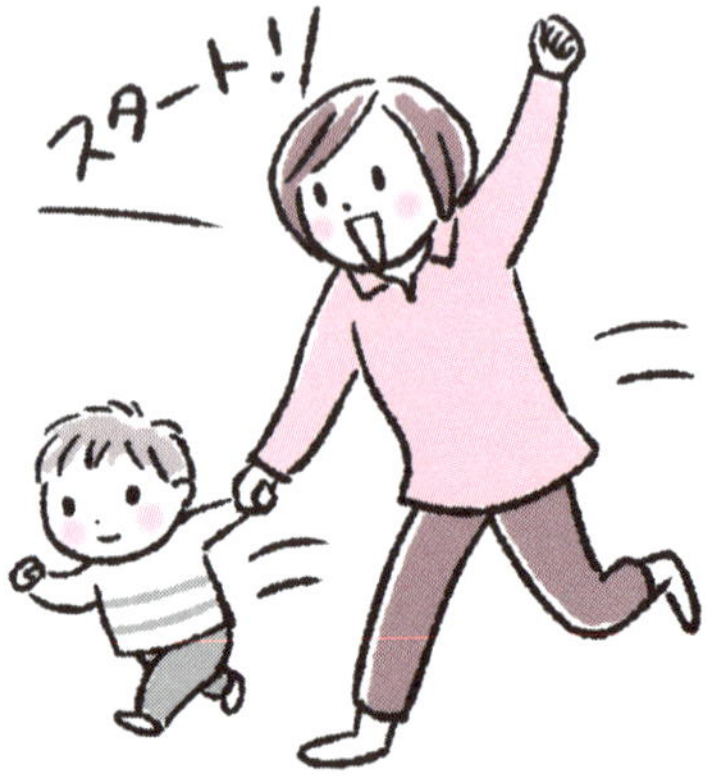

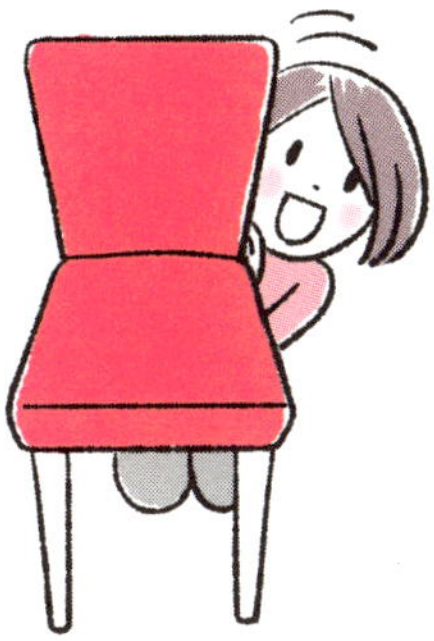

2 人とかかわる力を育てる

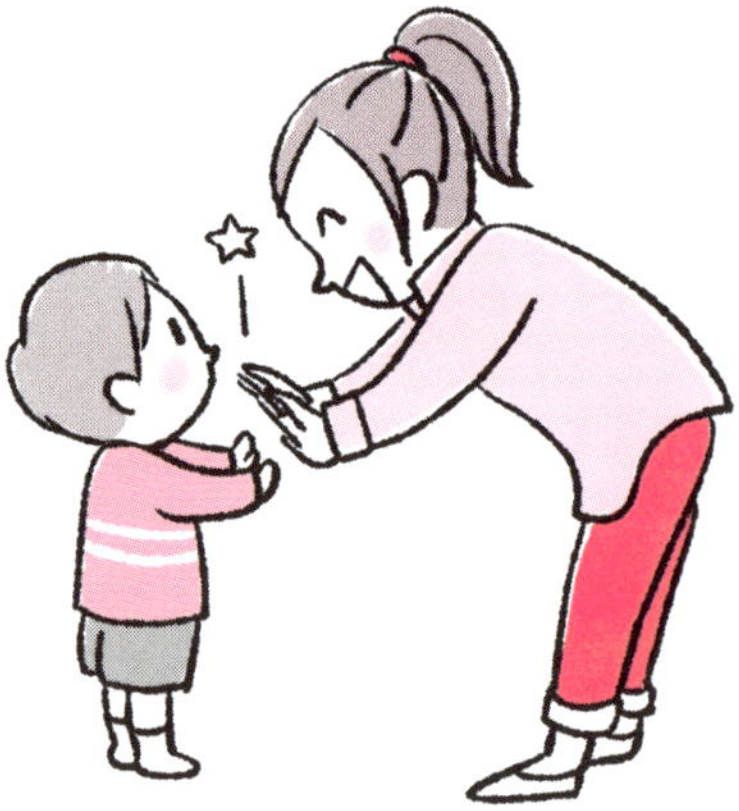

3 気持ちのコントロールができる子に

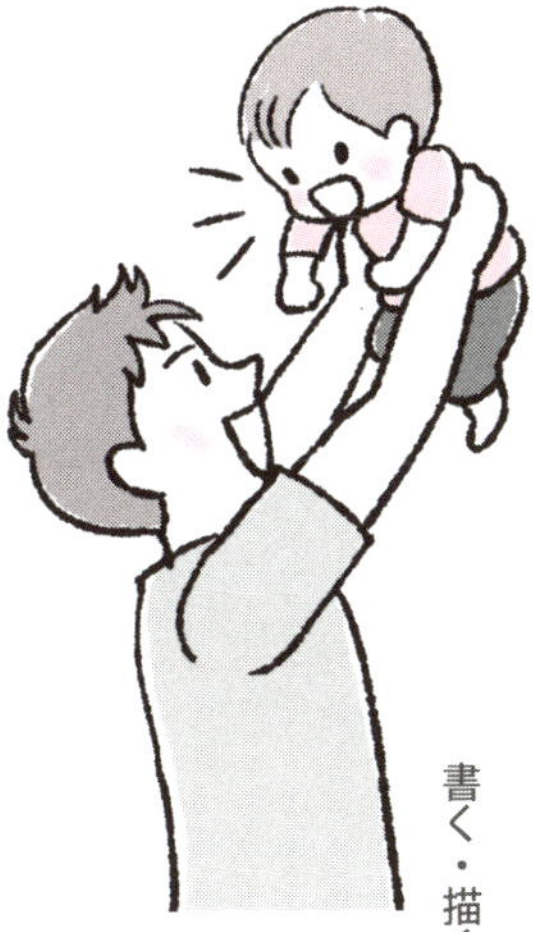

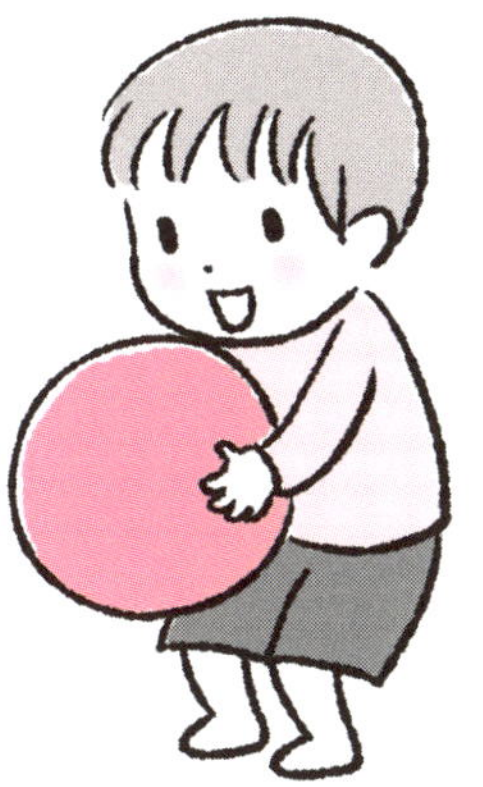

チェック

赤ちゃんの発達で気になることがありますか？

日ごろの赤ちゃんの様子を見ていて、発達で気になることがあったら、チェックをつけてみてください。

1. 話しかけても視線が合わない □
2. 名前を呼んでも反応しない（振り向く、立ち止まるなど） □
3. 気持ちが通わないように感じるときがある □
4. バイバイなどをしてもまねしない（手の平が逆のバイバイだったりする） □
5. 言葉が遅いと思う（ワンワン、ママなど意味のある単語が少ししか出ていない） □
6. 母親が「ほら見てごらん」と指さししても、その方向を見ない □
7. 「ワンワンはどこ？」などと尋ねても指さししない □
8. やってほしいことを、大人の目を見ないで手を押しつけてさせようとする（クレーン現象） □
9. 興味をもつ物が限られている（回る物、光る物、水など） □
10. 手をひらひらさせる、くるくる回るなどの気になる行動がある □
11. 抱っこをいやがる（動く、そっくり返るなど抱きづらい） □
12. 食事について心配なことがある（量が少ない、極端な偏食） □
13. なかなか寝なかったり、すぐ目をさます。睡眠の前後にひどくぐずる □
14. おもちゃを次々に出すが、興味が移りやすく遊びが長続きしない □

15 一緒に絵本を見ようとしても、すぐどこかへ行ってしまう □

16 落ち着きがなく動き回る □

17 おとなしくじっと座っていられない □

18 遊具を貸すなど、がまんすることができない □

19 「ちょうだい」と言っても手に持っている物をくれない □

20 絵本に興味を示さない □

21 絵本を見て知っている物を聞いても指さししたりしない □

22 親指と人差し指で物をつまむことができない □

23 積み木をつむことができない □

24 理由のよくわからないかんしゃくを長時間起こす □

25 「だめ」と言われても、やめることができない □

チェックがついた項目は、下記の章が参考になります。

1 2 3 4 5 6 7 8 9 11 13 19 → 2章（p.30～54）

9 10 12 14 15 16 17 18 24 25 → 3章（p.58～76）

19 20 21 → 4章（p.78～86）

16 17 18 22 23 25 → 5章（p.88～97）

チェック項目について詳しく知りたい方は、黒澤礼子著『赤ちゃんの発達障害に気づいて・育てる完全ガイド』（講談社健康ライブラリースペシャル）をごらんください。

メッセージ

発達障害があってもなくても、子どもの発達が気になるなら

近年、幼稚園、保育園、学校の先生など子どもにかかわる仕事についている人たちから、気になる子どもが増えているような気がするとの声が、よく聞かれます。

友だちと上手に遊べない、先生の指示が入らない、思いどおりにならないと激しく怒る、マイペースで集団行動から外れてしまう。

これらは個性では、という見方もあるでしょうが、**大きくなるにつれて、個性ではすまされない問題**が生じてきます。

今、小学校や中学校でいちばん問題になっているのは、**集団に参加できない子どもたち**です。その背景に発達障害の可能性が感じられる子どもたちがたくさんいます。先生方をはじめ、関係する大人たちは必死で支援にとりくんでいますが、もっと早く、なにかすることがあったのではないかというのが私の正直な気持ちです。

大きくなればできるようになると言いたいところですが、大きくなるほど事態は深刻化していくのが現状です。小さいうち、それもできるだけ**小さいうちだからこそ、できることがある**のです。

本書でお話しする子育ての方法は、特別な対策が必要ないと思われる子どもにも、おこなって**プラスにこそなれ、マイナスになることはけっしてありません**。念のためにおこなう、予防のためにおこなう、ということが大切なのです。

すべての子どもにやってあげてください

こんな方たちに……

保育士さん

パパ、ママ

保健師さん

そのほか、子どもにかかわるすべての大人に実践してほしい子育て方法です。

1 赤ちゃんのうちから始めよう

赤ちゃんってこういうものなの？
抱っこしづらい、
気持ちが通じていないような気がする……。
こうした違和感をもち、心配する保護者や
どうやって働きかけたらいいか
わからない保育士さんや保健師さんに
ぜひ伝えたいことがあります。
赤ちゃんのうちから、
超早期療育を始めましょう。

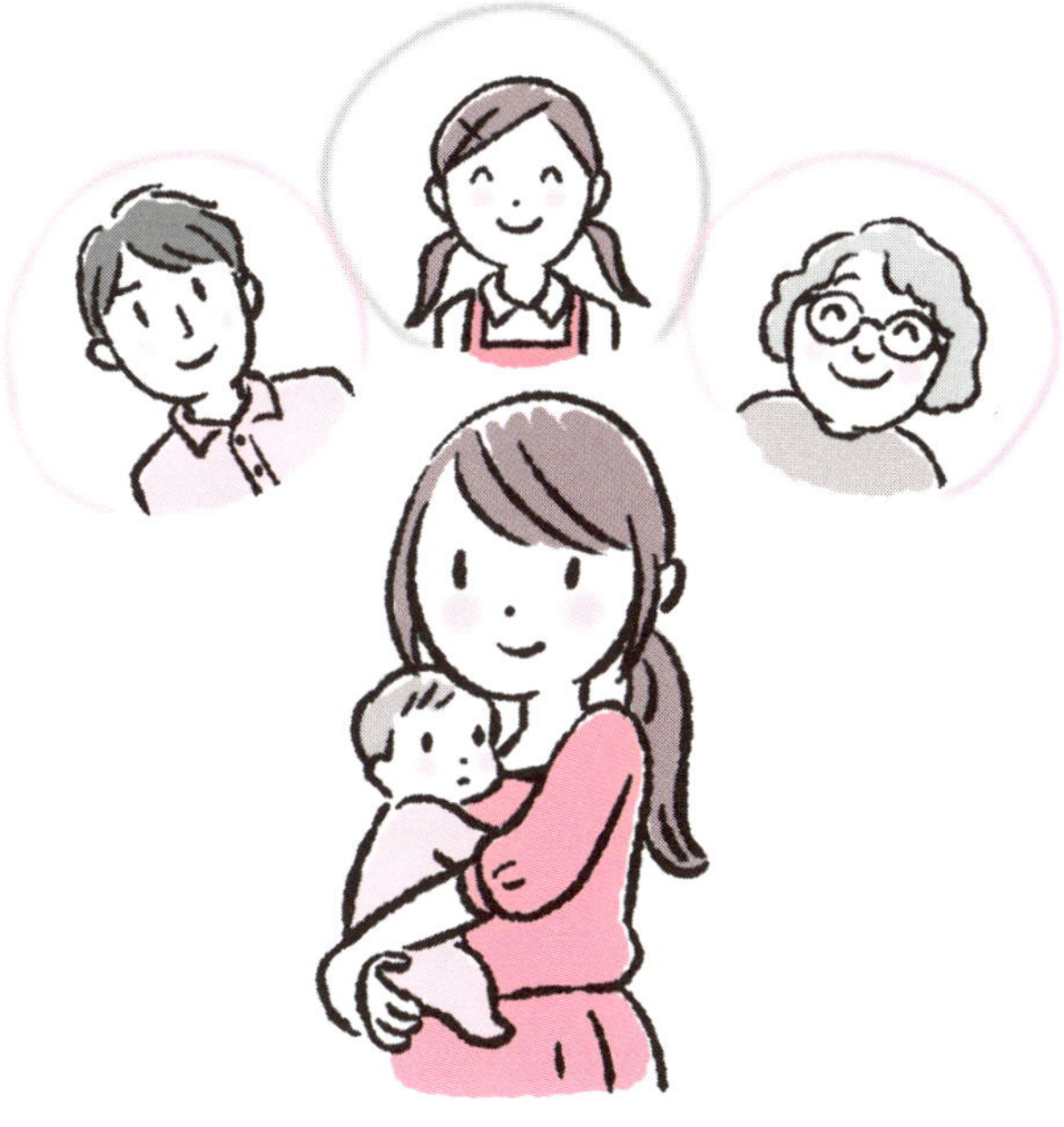

保護者の方へ
どんな子どもにもやってあげたい子育て法

こんな違和感がない？

抱きづらい

かんが強い

言葉が少ない

反応が少ない

抱いても目を合わせない

気持ちが通じないように感じる

なかなか寝ない

反応が弱い赤ちゃんもいる

人間の赤ちゃんは、生まれて一週間もすると、人の顔のようなものに視線を向けるという行動がみられます。また、驚いたときにしがみつくような手の動き（モロー反射）もします。そのことが、赤ちゃんを抱っこしたときに、お母さんの胸の中にしっくりと収まり、母乳を飲みながら母子が見つめ合うという行動につながり、母子のアタッチメント（愛着）を形成する出発点となるのです。

ところが、なかには視線が合いにくく、抱っこしてもそっくり返ったりして抱きづらいと感じてしまう赤ちゃんもいます。お母さんはたくさんメッセージを送っているのですが、赤ちゃんからの反応が弱いので、「もっともっと」と思えなくなります。おまけになかなか寝てくれなかったり、よくわからない理由ですぐ泣かれたりすると、イライラしたり、自分の育児の仕方が悪いのかと自分を責めたり、赤ちゃんがかわいいと思えなくなることもあります。

気になりながらも、経験の浅い親たちは、「子どもなんてこんなものよ」という周囲からの気休めの言葉にすがり、不安のなかに大切な時間を過ごしてしまいます。

脳の機能の働きにかたよりがある

心は感覚、知覚、認知、記憶、言語、情動などの機能が集まってできていきます。その機能のバランスが悪いと、周囲にうまく適応できなくなってきます。すると生活に不自由さをもたらし、それが障害ということになります。

　心の機能とはつまり、脳の機能の成熟ということで、さまざまな機能はそれぞれを司る脳の部位の神経の成熟、神経回路の形成ということになります。

乳幼児期がいちばん効果が高い

　脳の機能が育つ時期にこそ、育つ力を助長させるような働きかけが重要です。もちろん、この時期を過ぎたら意味がないということはありません。人間の脳は成長を続けます。ただ、めざましく成熟する乳幼児期はもっともかかわり効果が大きいのです。

　では、気になる行動や反応があったときにどうしたらよいのでしょうか。子育てをする大人はこれからお話しすることを、日常のなかでできるだけ実践していくことをおすすめします。もちろん、保健センターや子育て相談などで療育などをすすめられているようなら、ぜひ検討してください。しかし、「気にすることはないですよ」とか「様子を見ましょう」と言われたときには、ぜひ本書の方法を実践してください。

　子どもたちは一人ひとり違い、その子に合わせて適応力を育てていくことが大切です。ただ、その子育てはとても難しく、母親だけでは育児の困難さにおしつぶされてしまいます。父親、祖父母をはじめ、周囲の人たちは力を合わせてサポートする必要があります。

脳の機能の育ち方

愛着の形成	０～２歳
言葉が出はじめる	１～１歳半
社会性が見えはじめる（友だちと遊ぶなど）	３歳前後
規範意識が育つ	４～５歳

↓

人間の脳は３歳で７割、５歳で９割完成するといわれます。

↓

脳が大人の脳に成長していく時期こそ、周囲からの働きかけの効果は大きいのです。

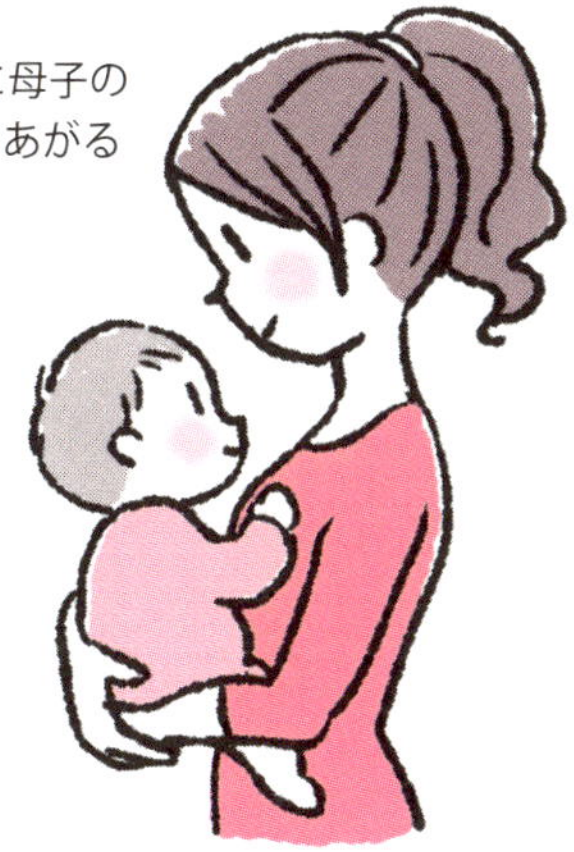
２歳ごろまでに母子の愛着関係ができあがる

保健師さんへ

乳幼児健診の気づきと支援はセットで渡そう

「要経過観察」の乳幼児は多くいる

日本には乳幼児健診という、世界に誇るすばらしい健診制度があります。特に一歳六カ月健診と三歳児健診は母子保健法で義務付けられているため、日本全国どの自治体でも実施されており、受診率も九〇%を超えます。

これらの健診で「要経過観察」の乳幼児が平均二五%もいることがわかっています。そのなかで精神発達面での「要観察」の子どもは一一%と報告されています。

では、そのときに見つかった、「気になる子ども」への対応は、どのようなものでしょうか。難病など身体面、健康面に大きな困難を抱えている子どもは、すでに医療機関とつながっているか、保健所から病院受診をすすめられるケースが多いようです。

しかし、ここで問題になるのは、精神発達面で要観察となった子どもたちはもちろんのこと、それ以外にも、発達が気になる子どもたちがかなりいるのではないかということです。

気になる子どもとは、発達障害の可能性がある子どもです。

発達障害は一見個性とみなされてわかりにくいうえ、現在の乳幼児健診では、発達障害のスクリーニングが十分ではない可能性があります。

「要観察」の割合

日本臨床心理士会が平成24（2012）年に実施した全国調査。１歳６ヵ月健診で４人に１人の赤ちゃんが、身体・精神の発達や健康面で「要観察」と報告された。そのうち、精神発達面で要観察は全体の11％だった。

要観察・要精密判定の要否

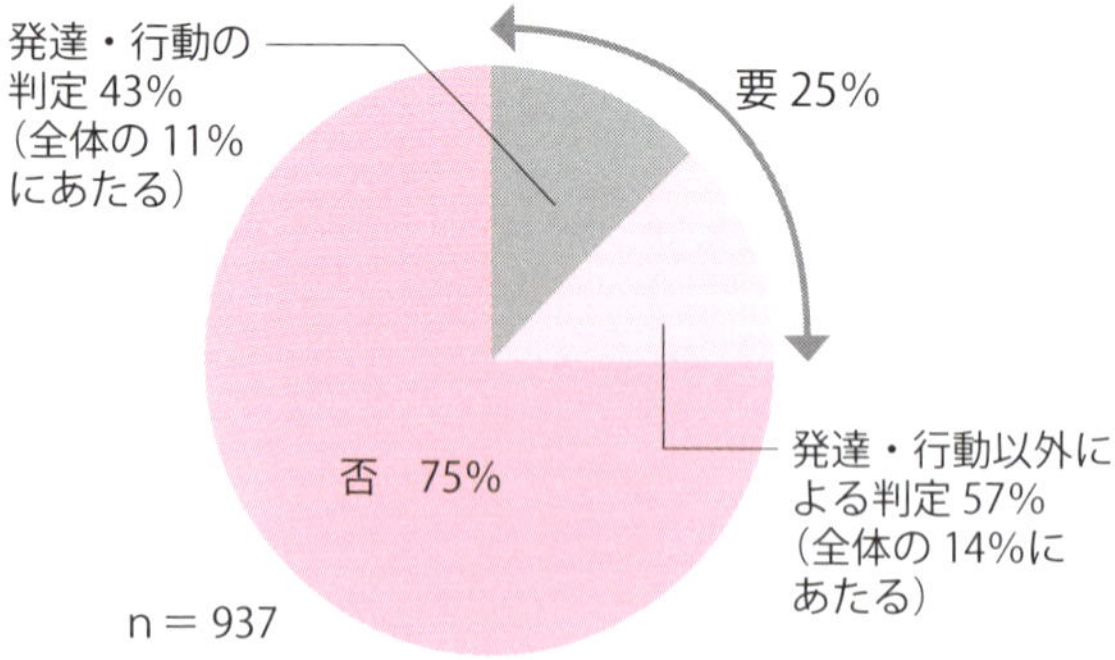

発達が気になる子どもは もっといるのではないか？

気づいたら支援の仕方を提案したい

乳幼児期は、脳の発達上ひじょうに重要な時期なので、発達障害に早く気づいて早く支援を始めることが大切です。

気づきと支援はセットで渡すことが重要で、気づきだけを伝え、支援の手立てを伝えなければ、むしろ母親を絶望の淵に追いやることになりかねません。保健センターは、気づきに役立つように「乳幼児健診票」を見直し、さらに、「支援プログラム」をしっかり作ることが求められます。

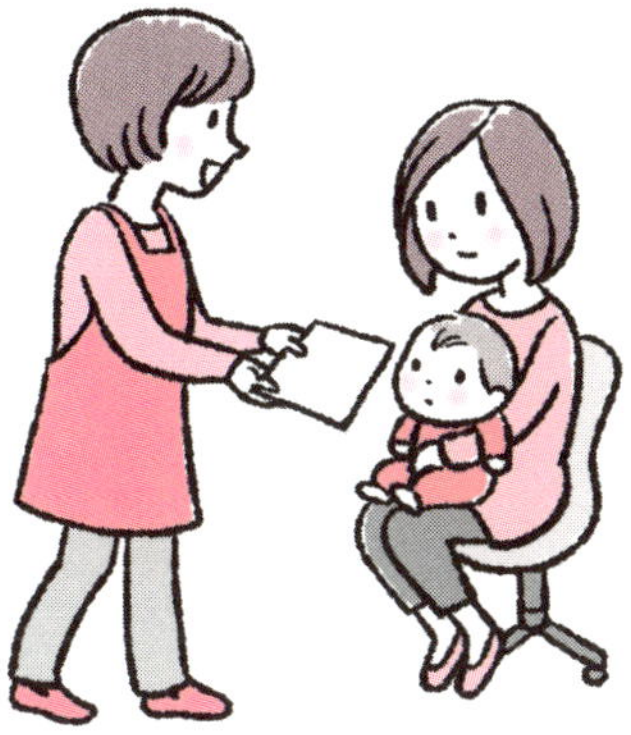

「様子を見ましょう」だけでは母親を不安にさせる。どうしたらいいかを示してほしい

乳幼児健診票については、いくつかの自治体で独自に改訂を始めており、今後それに続く自治体も現れるでしょう。本書でも、ひとつのモデルを提案しておきます（98ページ参照）。

では、どのような支援をするべきでしょうか。要観察の子どもは保健所の子育て相談などにつなげることが多いのですが、一～二カ月に一回、お母さんの相談を受けながら、遊んでいる子どもの様子を見て過ごすというかたちが多いようです。グループで遊びの教室を開催しているところもありますが、明確に発達を促すプログラムを実施しているところは少ないようです。

健診のあとで「念のために発達を促すプログラムをおこなってあげましょう。そのほうがお子さんの自然な成長を待つだけよりも、成長が期待されますよ」と、母親を元気づけてあげられれば、どんなに心強いでしょう。

できれば一歳六カ月健診で気づき、発達を促すプログラムを保健所で実施し、家庭でもおこなうように保護者に教えてあげてほしいのです。一緒におこないながら励ましていくことは、お母さんたちの大きな支えになるでしょう。

全国の保健センターの保健師さんや心理士さんに、その大切な役割を期待したいと思います。

健診の問題点

1 乳幼児健診票などの改訂が遅れており、発達障害に気づくために有効な質問項目が十分組み込まれていない。

2 発達障害に気づいても、どう対応したらよいのか現場のスタッフにもわからず、せっかく早く気づいても、「様子を見ましょう」で終わってしまう。

3 健診制度は昭和44（1969）年以来、地方自治体に任されているので、内容に地域差が大きい。

保育士さんへ

「集団」には子どもを育てる力がある

早めに気づくことができる

発達障害の可能性がある子どもたちは、もしかしたら早めに保育園に入ったほうがよいのではないかというのが、私の考えです。

幼稚園の役割も大きいのですが、保育園の役割は重要です。保育園はゼロ歳児、遅くとも一歳児から保育をおこなっています。

発達が気になる子どもも、ひとりでいたら問題は起きません。集団のなかにいるからこそトラブルが起き、人とかかわる力の弱さがみえてきます。うまくかかわれない場面をとらえて、上手なかかわり方を積極的に教えていくことがポイントです。そのためにも、一日のうち一定の時間を保育士の先生や友だちと過ごす環境にあることが、とても大切なのです。

もちろん、お母さんやお父さんや家族とゆっくり家庭で過ごし、アタッチメント（愛着）を形成することは最重要事項です。その一方で、発達障害の可能性がある子どもたちにあるいちばんの困難は、人とかかわる力が弱い、集団に参加する力が弱いことです。そういった力が、自然には身につきにくいのです。

そのため、遅くとも二歳ぐらいから、保育園の集団の中に入って、少しずつ人とかかわる力、友だちを意識して一緒に行動する感覚を育てていくことが重要です。

目的意識をもってかかわりたい

保育園の先生方には、しっかりした目的意識をもってかかわることが求められます。ただ集団の中に入れればいいというわけではありません。

日常のなかで、気になる子どもがどこでつまずくか、なににつまずくかをしっかり観察してください。それらの原因となっている機能の弱さを、少しでも成長させるような働きかけを積極的におこなってください。

子どもが大きく変わる

なにげない日常のできごとをいかに見逃さず、周囲の大人たちが気づき、行動改善の目標をもってかかわることができているかで、その子の力は大きく変わります。

保育園は、日常の生活習慣も含め、総合的に学ぶことの多い、貴重な場でもあります。

例えばこんなときには

トラブル

日ごろから発達の気になる子が、隣の子をたたいたとします。

たたいてはダメよ ×

注意するだけでは、その子は成長しません。

状況を見る

状況を観察し、たたいた理由を判断します。

- 隣の子が持っているおもちゃがほしかった
- そばにいることがじゃまだった
- 遊びたかった

言葉にする

おもちゃがほしかったのね、じゃまだったのかな、遊びたいの？　などと子どもの気持ちを理解しながら、適切な言葉を教えます。

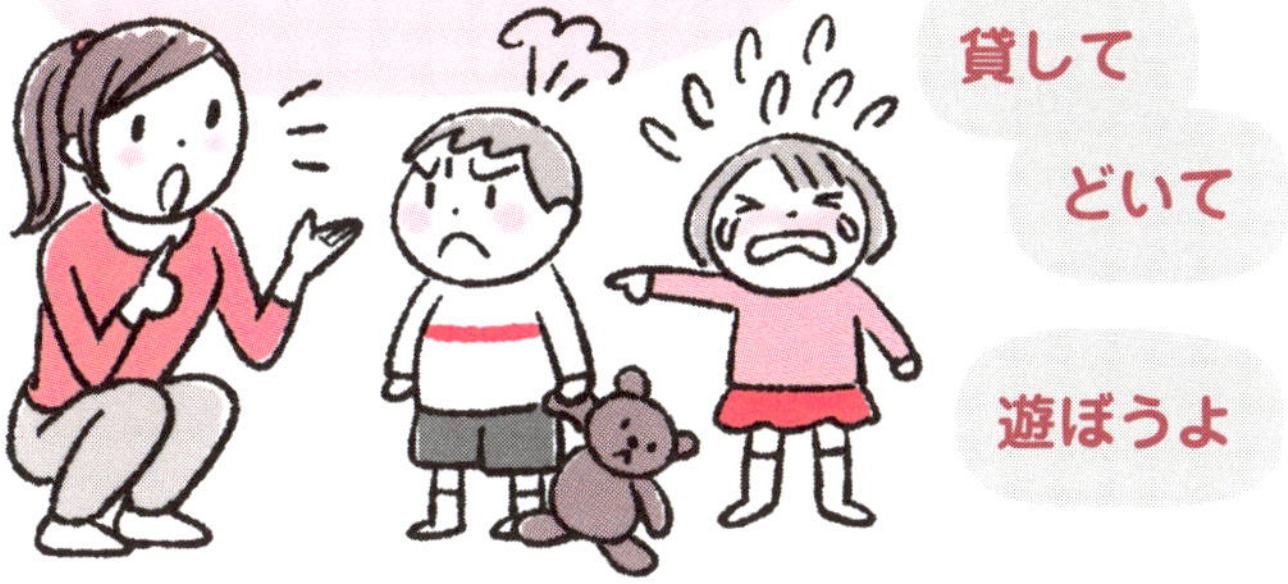

その場で言わせて、相手にも返事を促します。こうしたやりとりで、コミュニケーション能力を伸ばすことができます。

先生方で共通の認識をもって

障害の度合いによって、集団への参加が難しい場合もあります。そのようなときは、専門的な知識をもった指導員のいる療育機関での療育や小さな集団での指導が適切な場合もあります。また、その両方のスタイルを併用する必要があることもあります。

近年、気になる子どもが増えている状況をふまえ、心理の専門家が保育園・幼稚園（以下、園と表記）を巡回して相談をする制度（乳幼児施設等巡回支援）がスタートしていますが、対応は個人の心理士などにゆだねられています。園でどのように対応したらよいか、共通の対応プログラムを定めることが求められます。

そのような意味でも、本書で述べる、心理療法上の理論と経験、療育法をベースにした対応方法を、参考にしてください。

療育とは
発達が気がかりな子への治療＋教育

発達障害とは

発達障害は、大きく３つのグループに分けることができます。ひとりの子どもに重なっていることもあります。

自閉スペクトラム症（ＡＳＤ）

特性

1. 社会的なコミュニケーションや交流の力が弱い。人とのやりとりやかかわりが苦手
2. 行動や興味・活動が限定されており、反復的な行動や言葉が見られる

以前は、自閉症、アスペルガー症候群あるいは広汎性発達障害などといわれていました。人に興味を示さないので、人とかかわることの楽しさに気づかせるのが療育の目標です。新しいこと、変化が苦手で、こだわりも強いので、折り合いのつけかたを学んでいく必要もあります。

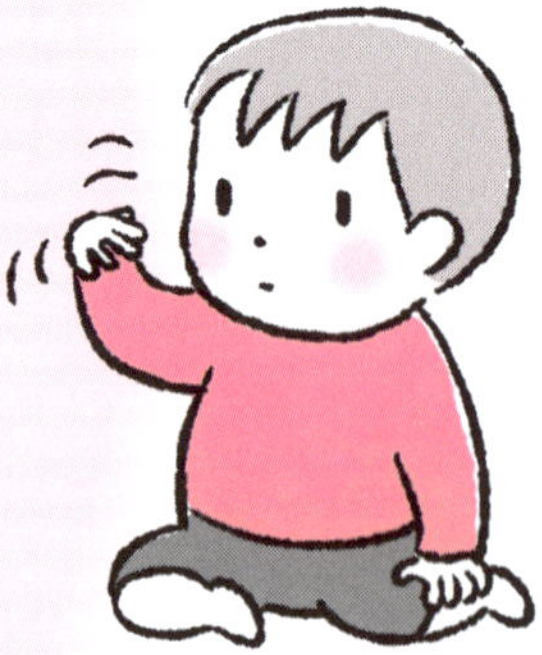

流れる水やくるくる回る物に目を奪われたり、手をひらひらさせたり、本人がくるくる回ったりする

脳機能のバランスが悪く、環境への適応が難しい

発達障害は低年齢に発現する脳機能の障害です。脳には多くの機能がありますが、それらの機能は全部が一〇〇％働いているわけではありません。多少の凹凸が、その人の個性を形成していきます。

ところがなかには、極端にバランスが悪い人もいて、そのバランスの悪さが周囲の環境、特に人間的環境（社会的環境）への適応を難しくしているところがあります。

発達障害と個性は、どこからが障害で、どこからが個性と線引きすることは難しいのです。しかし、明らかに周囲の環境に適応できずに本人も周りも苦しむようなことが生じたら、早めに手を打たなければなりません。

注意欠如・多動症（ADHD）

特性

❶ 不注意

人の話を聞いていない、気が散りやすい、忘れ物が多いなど

❷ 多動

じっとしていない、部屋をとび出す、姿勢の保持ができない

❸ 衝動性

がまんができない、一番になりたがるなどから、自分勝手でわがままに見える

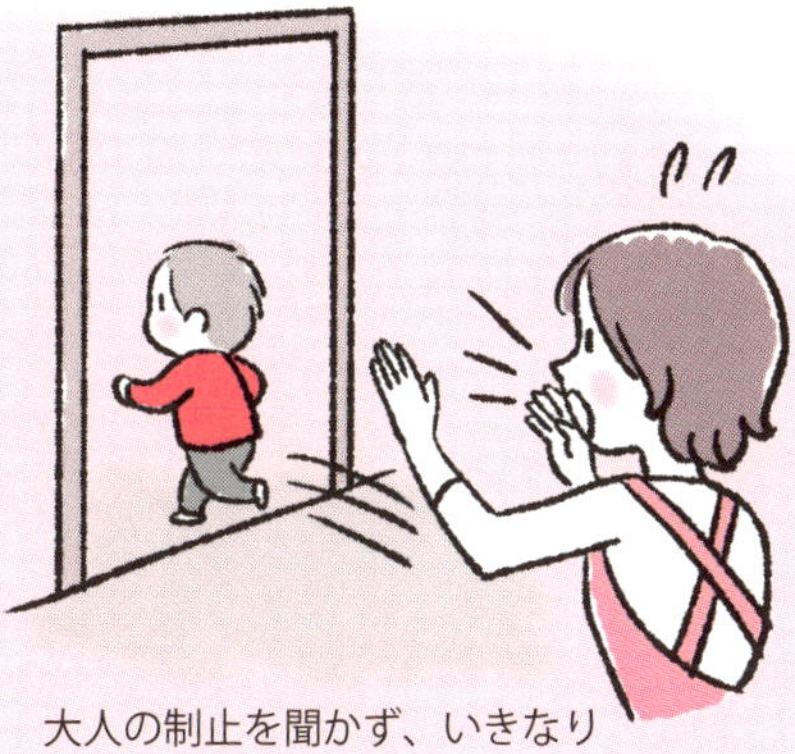

大人の制止を聞かず、いきなり部屋をとび出したりする

集団の中で、自分の気持ちを抑えて一緒に行動することが難しく、トラブルが起きやすいタイプです。がまんや協調性を少しずつ身につけていきましょう。

療育が必要
治療＋教育

学習症（LD）*

特性　読み・書き・算数が苦手。全部が苦手なわけではなく、部分的。話す・聞く・運動が苦手なこともある

小学生になると学習面に苦手なところが目立ってきます。幼児のうちでは、絵を描く、手先を使う作業、運動などが苦手です。早めに少しずつ対応しましょう。

「気づいて・育てる」療育が必要

発達が気になる赤ちゃんは、愛情をもって見守ってさえいればいいとはいえません。早くから困難に「気づいて・育てる」ことで、環境に適応していく力を育てていくことが必要なのです。

それが「療育」です。療育とは治療と教育を合わせた言葉です。教え込むのではなく、赤ちゃんの興味や関心をもとにおこないます。できているところは伸ばし、できないことは、むりなく楽しく、刺激を与えて、成熟をめざします。目標はあまり高くせず、少しずつ上をめざします。これを「スモールステップ」といいます。

テレビやゲーム、スマホなど強すぎる刺激を排除します。興味をうばわれるので、人に注意が向けられなくなります。育つべき時期に育てるべき五感を刺激して、多くの感覚を体験させましょう。

＊ＬＤは正確には限局性学習症（ＳＬＤ）ですが、本書では一般にわかりやすい表記にしました。

超早期療育 乳児期から始めて、バランスのよい発達を促す

子ども支援

ＡＢＡ（応用行動分析）

望ましい行動を定着させるために、子どもがその行動をするようにヒントを与えて促す。結果を評価することで、望ましい行動を身につけたり、望ましくない行動を抑えたりできるようになる。その後、ヒントがなくても望ましい行動ができるようになると、日常の生活習慣など複雑な行動につないでいく。

ＰＲＴ（基軸行動発達支援法）

ＡＢＡに基づいているが、大人が指導する方法ではなく、選択権は子どもにある。行動をひとつずつ教えるのではなく、自然なやりとりのなかで発達を阻害している重要な行動（基軸行動）の発達を促す。その結果、ほかの行動の発達も促進される。ＰＲＴの考え方は多くのプログラムに導入され、実践されている。

ＤＭ（デンバーモデル）

２～５歳児が対象。両親と治療チームでカリキュラムを作成する。あらゆる場面で療育の目標、対象、活動などを話し合う。ジェスチャー、動作模倣、コミュニケーション、代替行動などを積極的に教えていく。

ＥＳＤＭ（アーリースタート デンバーモデル）

１歳からスタートするＡＳＤ児のための療育プログラム。20～22ページ参照。

多くのプログラムが研究されてきた

発達障害のある子どもたちへ、どのような支援をしていけばいいのか、研究が進められ、多くの療育法が開発されています。支援の対象は、子ども、親、親と子どもと、プログラムによります。ＥＳＤＭは、こうしたなかから生まれてきた超早期の療育プログラムです。本書はこのＥＳＤＭを参考にしています。

ＡＳＤ児＝自閉スペクトラム症のある子ども

感覚統合療法

脳の機能の中でも、触覚・前庭覚（重力と運動に関する感覚、平衡感覚）、固有覚（筋肉と関節に関する感覚、力加減、手足の動きや位置の感覚）などのネットワークがうまく機能していないと考え、これらの感覚を遊びの場面などで体験させていく。

行動療法

良い行動はほめ、悪い行動は評価しないことで、適切な行動パターンを身につけるように促す。目標を細かく設定し、くり返しおこなうことで成功体験を増やし、自尊感情を高め、適切な行動を習得させる。

ＰＥＣＳ
（絵カード交換式コミュニケーションシステム）

言葉が出ない、発語があっても曖昧、人に伝達することが苦手な子どもへの支援。子どもが好きな物、興味のある物の絵カードを使う。

ＴＥＡＣＣＨ
（自閉症及び関連したコミュニケーション障害児・者のための総合的な包括的援助プログラム）

場面の「構造化」や情報やスケジュールの視覚化・構造化を用いて理解を助け、子どもが集団や社会に自立的に対応していくことを促す。米国ノースカロライナ州立大学の研究に端を発し、その有効性は広く世界に知られる。

認知行動療法

認知療法と行動療法が一体化したもの。ものの見方・考え方が行動に大きな影響を与えるため、ものの考え方を現実に合うように変えていく。

家族支援

アーリーバードプログラム
（英国自閉症協会開発）

ＡＳＤと診断された就学前までの子どもの親を支援する。３ヵ月間の早期介入プログラム。複数の養育法を１つのパッケージとして提供する。親を力づけ、子どもを肯定的に理解することを促す。

ヘイネンプログラム

５歳以下のＡＳＤ児の親や親グループが対象。親は子どものパートナーとして、コミュニケーションと遊びに対して幼少期早期から集中的に働きかける。カナダのヘイネンセンターが開発したプログラム。

ＥＳＤＭの特徴

ＥＳＤＭは、従来の大人主導の療育法と異なり、子ども主導で遊びや日常生活に組み込むことができるプログラムです。

子どものリードに従って

スモールステップで

楽しく、笑顔で、無理をせず

超早期療育のＥＳＤＭとは

多くの療育法のなかでも、ＥＳＤＭ（アーリースタートデンバーモデル）は、一歳という超早期から始められるプログラムです。ＥＳＤＭは、自然なかかわりのなかで赤ちゃんに働きかけ、その発達を促すことが学術的に証明されている数少ない療育法です。

以前に開発されたＤＭ（デンバーモデル）とＰＲＴ（基軸行動発達支援法）を組み合わせ、ＡＢＡ（応用行動分析）に基づいて作られました。

ＥＳＤＭでは、自閉スペクトラム症があると人のまね（模倣）、気持ちの共有、共同注意ができないため、社会的・情動的なコミュニケーションスキルが育たないと考えます。そこで、遊びのなかでこのコミュニケーションスキルを基軸として伸ばすことで、ほかの機能も発達していくと考えます。

ＥＳＤＭは、発達障害のなかでも、自閉スペクトラム症のある子どもの発達を促すことに有効とされ、特に、認知や社会性、情動、言語の発達を加速させることができるといわれています。

無理なトレーニングをするのではありません。子どもが好きな活動をするなかで、自然にかかわりを求めてくるように、積極的に子どもに働きかけ、「人とやりとりする力」を形成することがポイントです。

ＥＳＤＭの実践方法は

専門家が一週間に二〇時間以上、集中的におこなう方法と、専門家の指導のもとに親による実践を効果的に組み込んだ方法（左囲み参照）との二つの方法が有効だと報告されています。ただし、誰もがこの療育を受けられるわけではありません。本来、ＥＳＤＭを実施するためには、多方面の専門家チームとトレーニングを受けた

専門家による実施の仕方

専門家チームが、子どもの発達を評価し、短期的な発達目標をもとに個々の個人的カリキュラムが決められる。

親と子どもは週に１〜２時間のセラピーを受ける。セラピストはＥＳＤＭを指導するとともに、通常の日常の家事や子どもとのやりとりのなかで、ＥＳＤＭを組み込んでいく方法を教える。このセラピーでは親の日常的な実践が必要不可欠である。

1. 遊びのなかでチェックリストを使って子どものスキルレベルを評価。個々の発達領域の中で２〜３個の目標を選ぶ
2. 学習のステップを設計し、遊びのなかで実践する
3. ステップ状況を把握するデータシートを作成する（12 週間以内で終了するように計画）
4. 終了後に次の 12 週の新しい学習目標をカリキュラムチェックリストで再評価して設定する

課題

セラピストは定められた機関で研修を受け、論文発表などで認められる必要がある。また、専門家が常に子どもの発達状況をチェックし、課題を組み立てていく。信頼性は高いが、一般への導入を難しくしている。

アメリカで開発された
１歳からの療育プログラム

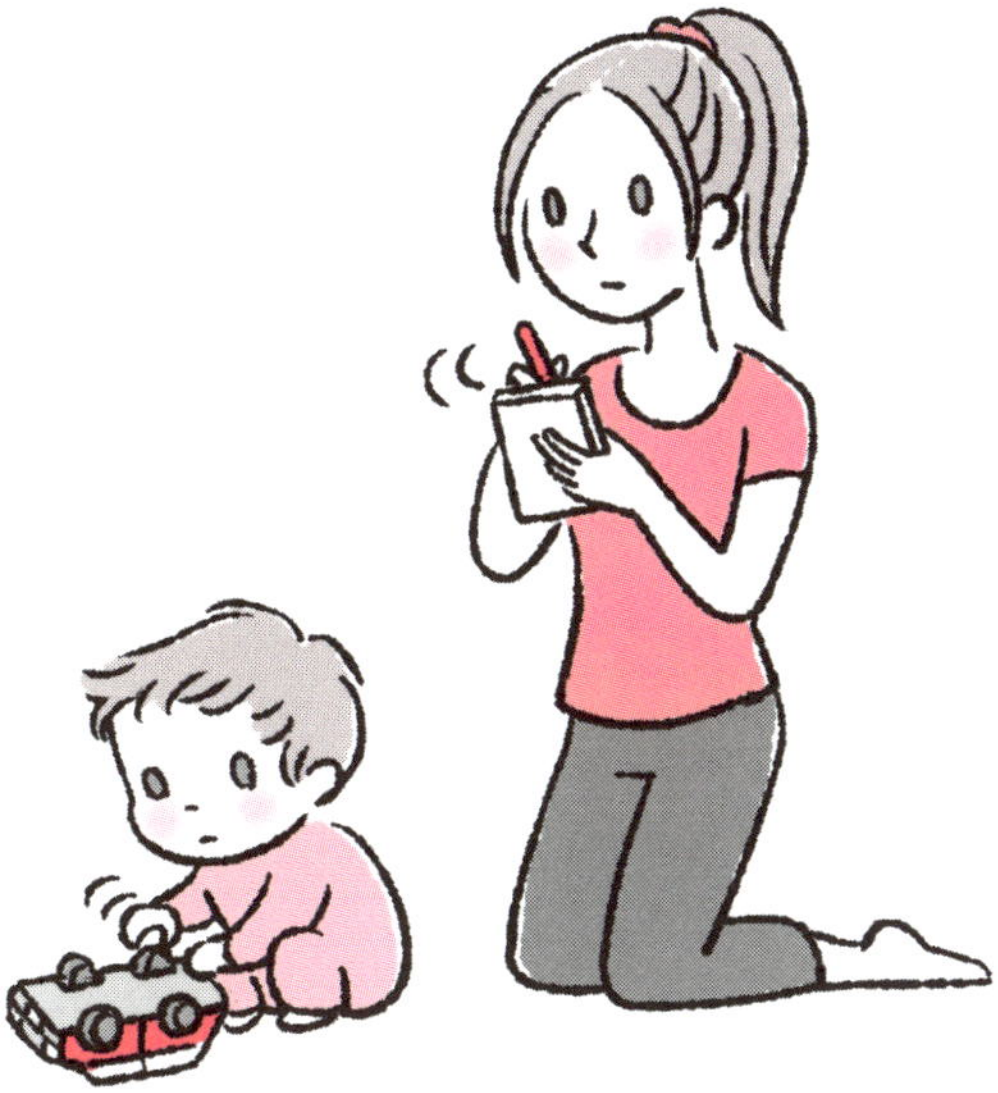

セラピストが必要です。

支援は待ったなし

ＥＳＤＭを健診後の支援プログラムとして組み込むことができたらすばらしいのですが、実現までには多くの課題があります。

支援の充実を待っている間にも、子どもは成長していきます。支援は待ったなし。できることはやっていかなくてはなりません。

プログラムの進め方

今できていることの次を目標に設定する

ESDMから「気づいて・育てる超早期療育プログラム」へ

ESDMは、今までの療育プログラムのなかでは、いちばん早期、一歳からの療育の重要性を強調しています。

しかし、本当にそれでよいのでしょうか。ESDMで指摘されているアイコンタクトの問題（視線が合わない）は、生まれて間もない赤ちゃんにさえ、気づくことができます。ゼロ歳の赤ちゃんでも、気になったらやってあげたいことがあるのです。

ゼロ歳から始めてほしい。だからこそ、本書で紹介するプログラムを作りました。これを「気づいて・育てる超早期療育プログラム」とよぶことにします（26ページ参照）。もちろん、ESDMのよいところも取り入れています。

親は第二のセラピスト

ESDMで特に注目すべきは、親を第二のセラピスト（療育を実践する専門家）としていることです。この考え方には賛同します。本来は専門家の指導のもと家庭でおこなうのですが、残念ながらそれが難しいのが現状です。

本書の「気づいて・育てる超早期療育プログラム」は、楽しく、わかりやすい内容で、専門家がい

専門機関や園、地域が一体となって考え、一緒に育てていくネットワークを、親子の周りにつくろう

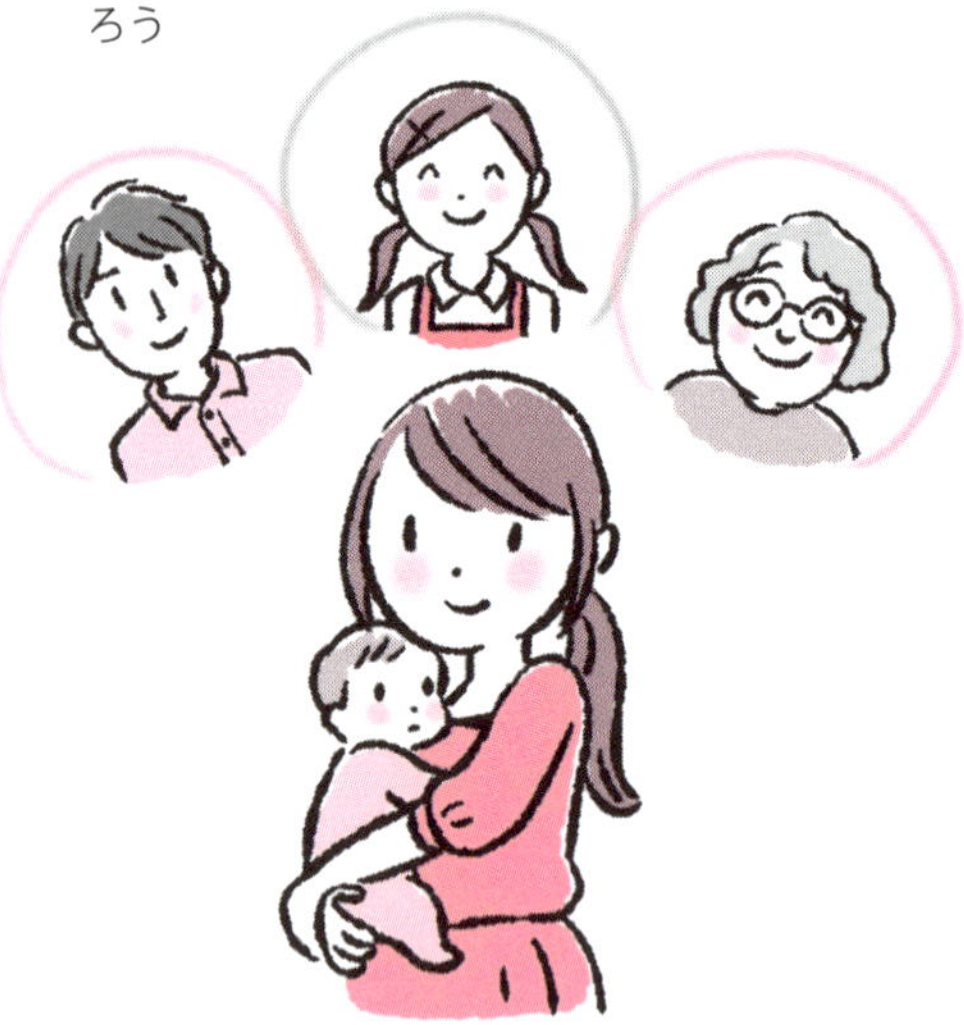

本書では「お母さん」「お父さん」と書いている箇所がありますが、母親的または父親的役割の人のことをいいます。母親や父親に限定するものではありません。

1 子どもが興味をもつ物を見つけよう

自閉スペクトラム症があると光る物、回る物、流れる水など感覚刺激にひかれやすい

2 体がふれあう遊びをしよう

小さい子どもは、ふれあい遊びが大好き。ゆっくり、楽しく、体のふれあう遊びをしよう

3 スポットライトに入る

子どものスポットライト（子どもの視野）に入ることが重要

4 子どもと仲良くなる

子どもを見つめ、うなずき、笑顔で、声をかけ、一緒に遊ぶ

5 余分な刺激は除外する

テレビ、コンピュータは消す、使わないおもちゃなどは隠す

6 子どものまねをする

ブロックを組んだり、車を走らせたり、子どもと同じ遊びをする

7 遊びを工夫する

工夫することで、遊びはより楽しく新しくなる

8 仲良くなったら物をコントロールする

子どもの遊びの中で使っていない物を集め、子どもが欲しいときに渡すようにする

大人は共通認識を

「気づいて・育てる超早期療育プログラム」を進めるうえで、実践する人たちに、認識しておいてほしいことがあります。

なくてもおこなうことができるプログラムです。お母さんだけでなく家族や周囲の大人たちが、上記のような認識で協力していくことが、効果を高めます。

できたりできなかったりすることを目標に決めよう

本書では、親が子どもとの遊びを中心としたかかわりのなかで、療育効果を高めていく具体的な方法を紹介していきます。

まず、子どもの課題を見つけ、目標を決めます。次ページの「発達段階の目安表」を参考にしてください。もちろん個人差があるので、数カ月のずれなど細かく気にする必要はありません。おおよそ、どのくらいでなにができるかを見てみます。

子どもが完全にできていることの、次の段階の、できたりできなかったりしていることに注目してください。それが療育の目標となります。

発達段階の目安表

		心	体、生活
0歳	新生児期	光や音に反応する	
1ヵ月		人の顔を目で追う	手に物が触れると手を握る
	乳児期(赤ちゃん)	アイコンタクトが感じられる	目を覚ましている時間が長くなる
3ヵ月		人の顔を見て笑う	首がすわる 手の動きが活発になる 物に手を伸ばす 寝返り
6ヵ月		母親の顔がわかる いないいないばあを喜ぶ 喃《なん》語《ご》が出る 人見知りの時期	おすわりができる
9ヵ月		人の指さした方を見る	はいはいができる 上下の前歯がはえる
1歳		意味のある一語文 (まんま、ぶーぶ) 2、3の単語が話せる なぐり書きをする	つかまり立ち、伝い歩き バイバイをする ひとりで立てる 数歩歩ける 離乳食から幼児食になる
1歳半	幼児期(赤ちゃん)	目耳鼻などを聞かれると指さす 物の名前を聞くと指さす おもちゃをひっぱって歩く 二語文が話せる(パパバイバイ)	走ることができる ストローで飲める

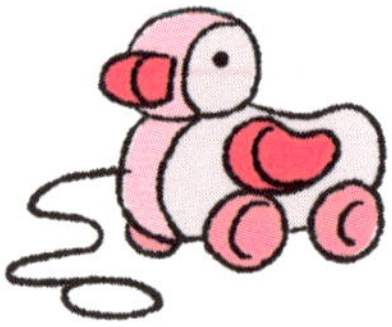

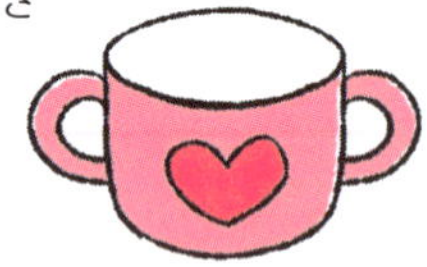

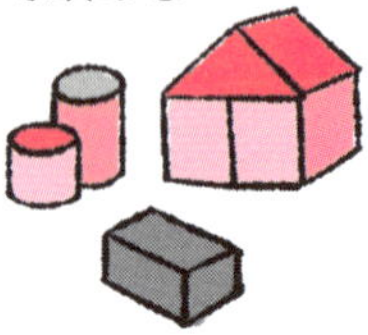

年齢		心	体、生活
2歳	幼児期（赤ちゃん）	積み木をつんで遊ぶ ままごとをする 友だちの名前が言えるようになる	スプーン、コップが使える トイレットトレーニング開始 おいかけっこをして遊ぶ 自分でくつをはこうとする すべり台をすべる はさみで切る（１回） 飲みこまずブクブクうがいができる
3歳		ごっこ遊びをする 丸を描くことができる 名前を呼ばれると返事をする 自分のことを「ぼく」「わたし」と言う 他者との関係を求める 順番にぶらんこなどを使う 「貸して」と言える 正確な文章が話せる （あそこにワンワンがいるよ）	ひとりでじょうずに食べる 三輪車に乗れる 階段をひとりで上がれる おむつがとれる はしを使いはじめる でんぐり返しができる
4歳	幼児期	かくれんぼができる 鬼ごっこができる 「入れて」が言える	片足とびができる スキップができる 自分で大便のしまつができる ジャングルジムにのぼれる
5歳		思ったものを絵に描ける じゃんけんで勝ち負けがわかる ひらがなを読む 名前をひらがなで書く 数字を書く	ぶらんこに立ちのりしてこぐ
6歳			

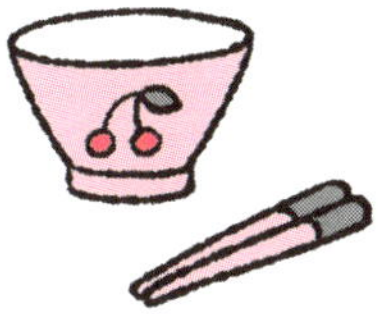

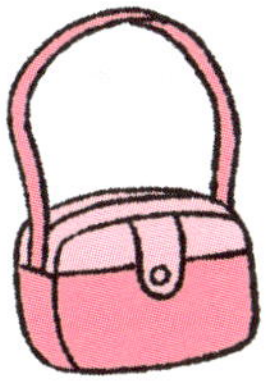

本書を活用するために

気になることはなに？

p. 6〜7のチェックをする
さらに
似たような例をさがす

例
こんなことが気になります
・周囲に興味を示さない
・自分の体の部位がわからない

該当するページの遊びを実践する

1日に1〜2時間、1ヵ月くらいの単位で集中的に取り組む。子どもが楽しんでいるか気をつけ、いやがるようならほかの遊びを選ぶ。記録をつけておくと、成長を感じられる。

ほかの遊びもやってみよう

気になることだけでなく、本書のプログラムのうち、できることは全部実践しましょう。

本書では、ＥＳＤＭに、これまでの私自身の経験、現場の声、ＡＢＡなどのほかの療育法をおりまぜながら、「気づいて・育てる超早期療育プログラム」として紹介します。

周囲がもっとも早く気づくのは人とかかわる力の有無で、とくにアイコンタクトがとりにくいことです。アイコンタクトは、人に興味を向け、人の行動を模倣（まね）し、多くのことを学習していくために必要です。最初に親子のふれあい遊びをして、いい関係性をつくってスタートさせましょう。

各章の内容

ＥＳＤＭは主に自閉スペクトラム症を対象としています。本書のプログラムでは、ＡＤＨＤやＬＤの予防・改善も期待できます。

2章
自閉スペクトラム症特性の社会性やコミュニケーション能力の向上

3章
ＡＤＨＤ特性の不注意・多動・衝動性のコントロール。自閉スペクトラム症特性のこだわりへの対応

4章
従来からおこなわれている方法で、主にＬＤ特性への対応

5章
遊びながら運動機能を育てる方法。集団でできる遊びも紹介

人とかかわる力、気持ちをコントロールする力、思考力、想像力、身体機能、集団で行動する力が身につく

本書は０歳〜３歳の赤ちゃんが中心だが５歳頃まで活用できる

2 人とかかわる力を育てる

人の顔のようなものに興味をもったり、
人の声がするほうに目を向けたりするのは、
赤ちゃんのうちから見られる様子です。
こうした行動が見られない赤ちゃんは、
人とかかわる力が弱いのかもしれません。
目を合わせ、気持ちを通わせることが
できるように、遊びのなかで
育てていきましょう。

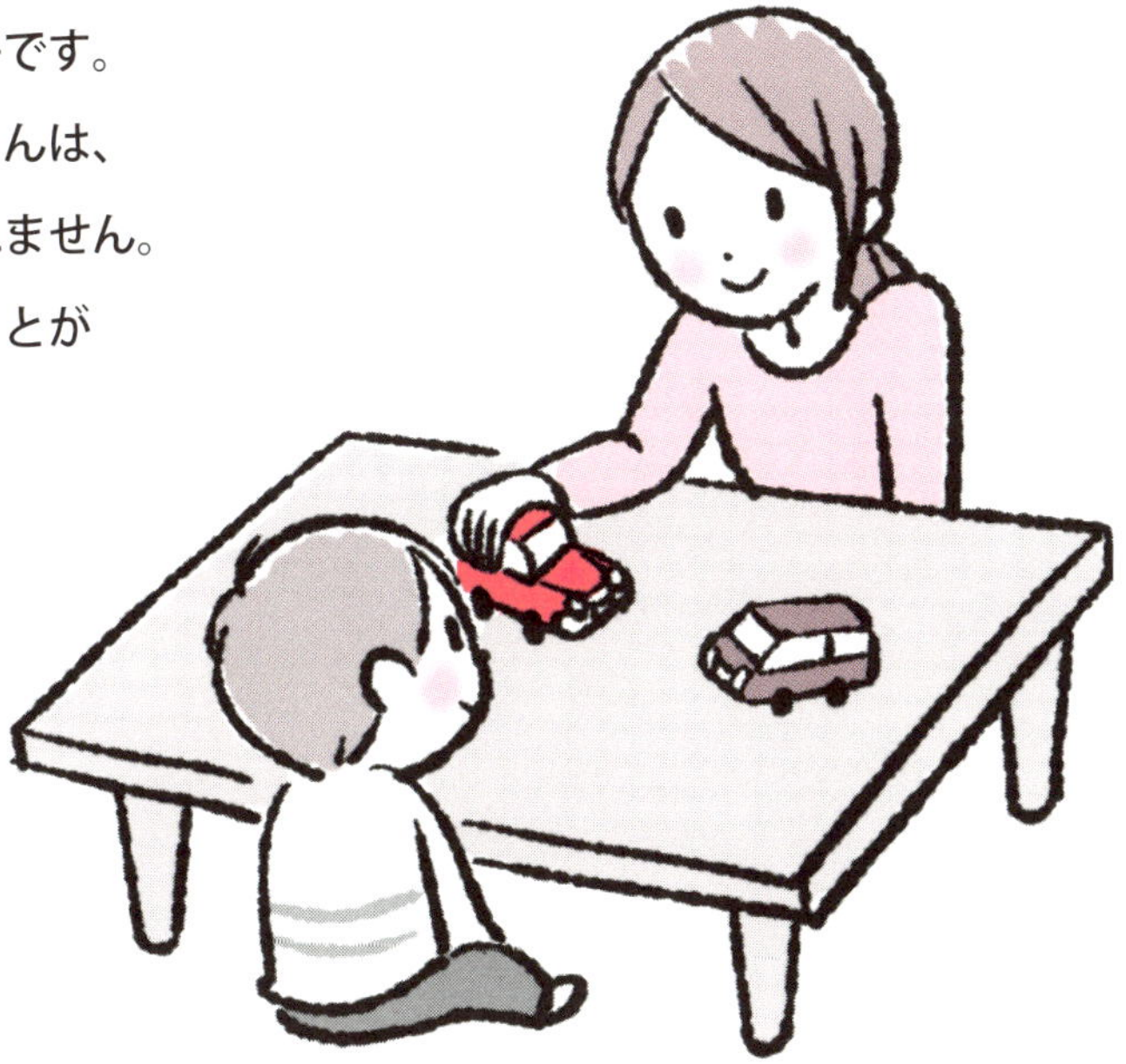

エピソード1

子ども広場に来ても泣いているだけのAちゃん

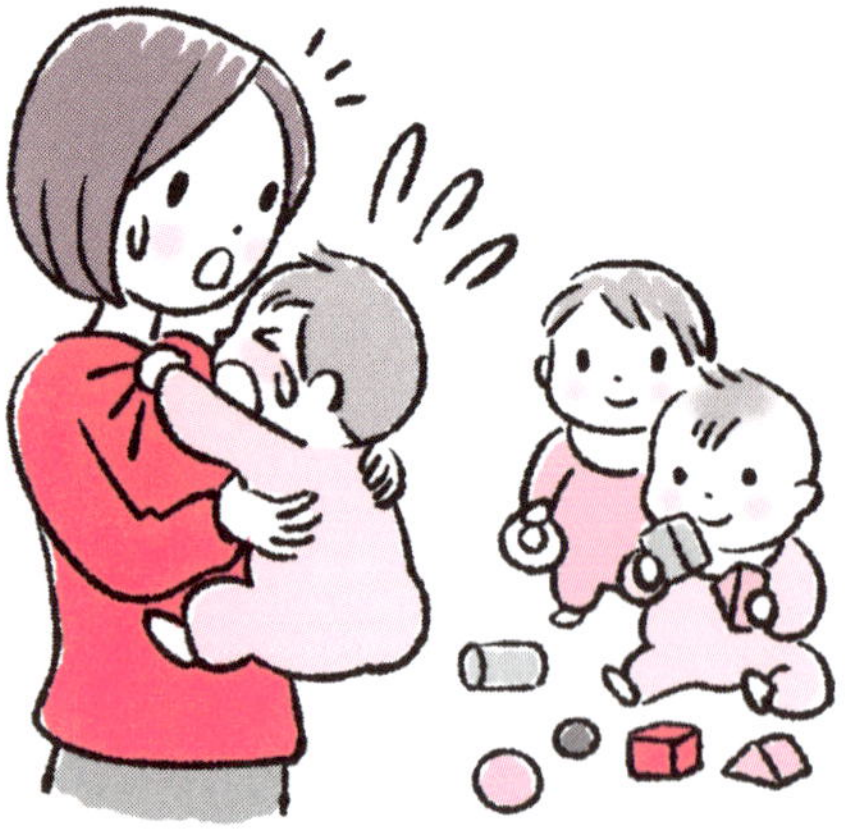

抱っこしているAちゃんを下ろそうとすると大泣き。お母さんはいったん廊下に出て、落ち着いたらまた広場に入ろうと何度も試してみるが、どうしてもうまくいかない

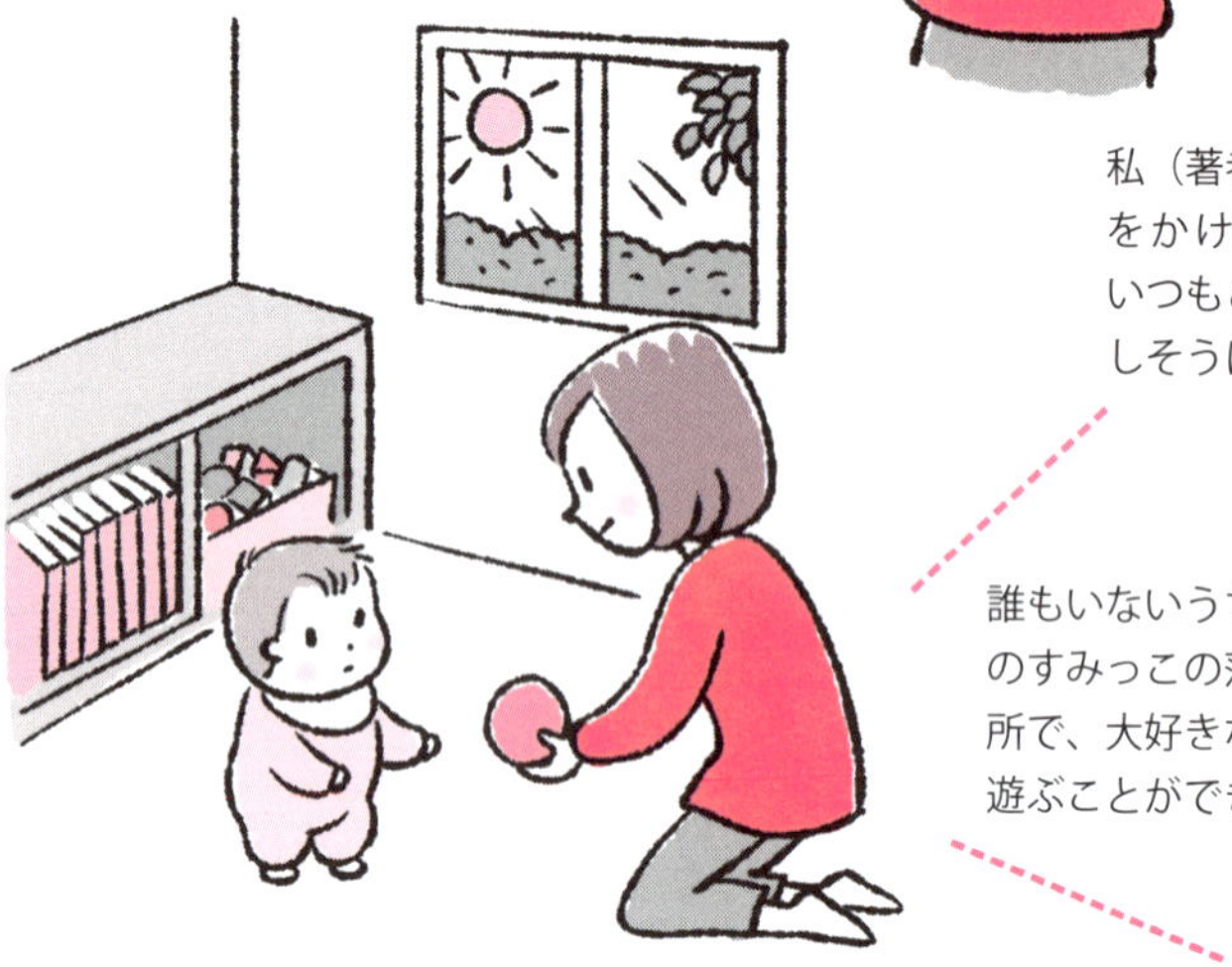

私（著者）がお母さんに声をかけると、「この子は、いつもこうなんです」と寂しそうに言う

誰もいないうちなら、広場のすみっこの落ち着ける場所で、大好きなおもちゃで遊ぶことができた

・一歳五ヵ月の女の子
・集団のなかで遊べない

子ども広場に来たのに激しく泣いている赤ちゃんがいました。お母さんが床に下ろそうとすると、いやがって泣き叫びます。

そこで、翌日は朝一番に来て遊び、ほかの子が少しずつ入ってきて、もうこれ以上はいやだとなったら「楽しかったね」と言って帰るように提案しました。その次の日も同様にして、しばらく続けるうちに、ほかの子がいても楽しく遊べるようになりました。

自分と同年齢の子どもがたくさんいるといやがる子、まったくかかわれない子がいます。でも、避けていると苦手なままで、園や学校に行くのも苦手になります。落ち着ける安全な場所で遊び、周囲の子どもが増えていくことに、少しずつ慣れるようにしましょう。

エピソード2

呼びかけを無視してひとりで遊ぶBくん

「Bくん」と名前を呼んでも、「遊ぼう」と声をかけても、ふりむいてくれない

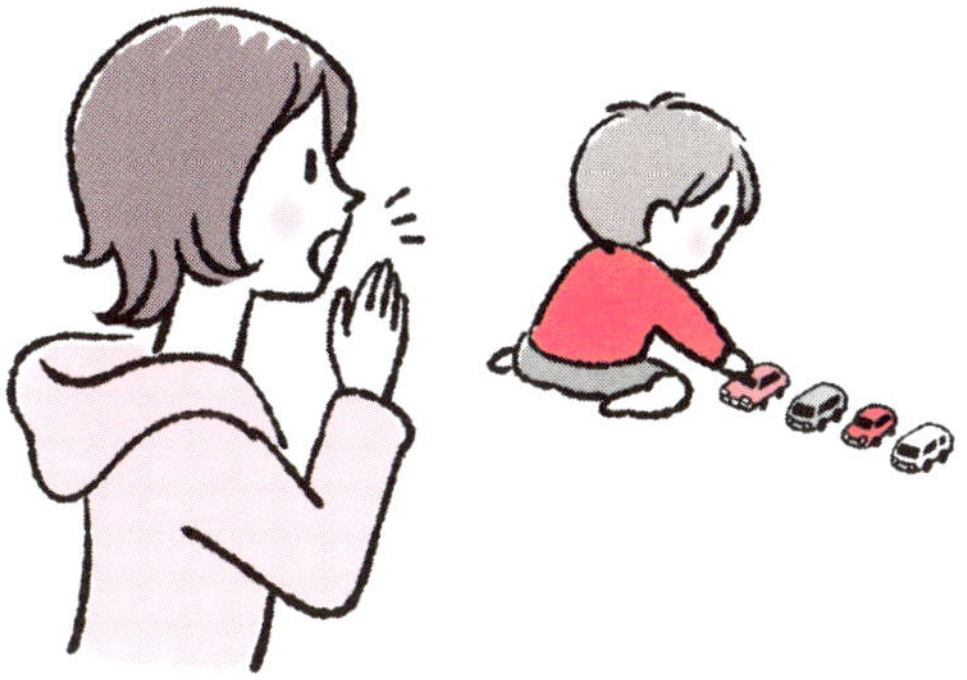

コマを見る視線の先に大人の顔が入るように背をかがめて、一緒に遊んだ。「よく回るね、おもしろいね」と声をかけて回して見せた

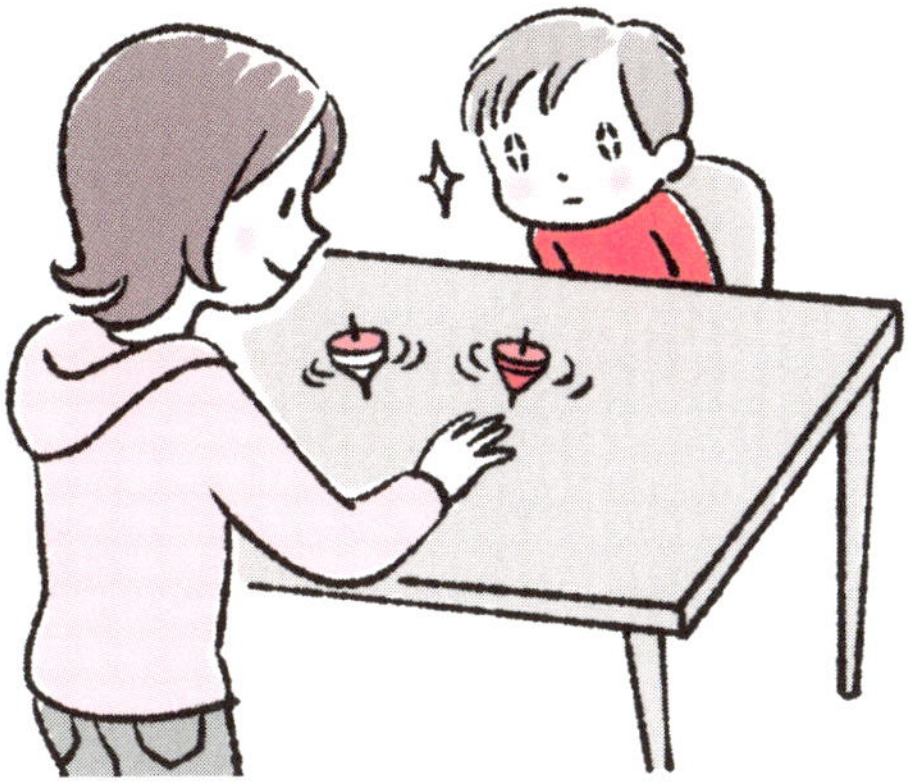

Bくんがコマを回せたときには、「すごい、すごい」と手をパチパチたたき、楽しく大騒ぎをしながら遊んだ。コマと一緒になるべく私の顔が見えるようにした

●二歳六ヵ月の男の子
●周囲に興味を示さない

人に興味を示さないBくん。回る物が好きかもしれないと思いつき、目の前でコマを回してみました。Bくんは目を輝かせて食い入るように見つめ、手を伸ばして自分で回そうとしたのです。何度か失敗した後、少しコマが回りました。私は「すごい、すごい」と手をたたき、コマで遊びました。

帰り際、玄関に行くまでの間にBくんは突然すっと、私と手をつないできました。

次にお母さんが来たとき「あの子は生まれてこのかた私以外の人と手をつないだことがないんです。この前自分から先生と手をつないでいる姿を見て鳥肌がたちました」と言うのです。大好きなコマで楽しく遊んだことで、Bくんは私の存在に気づいたのです。

アイコンタクトがとれない 1
ふれあい遊びをして仲良くなろう

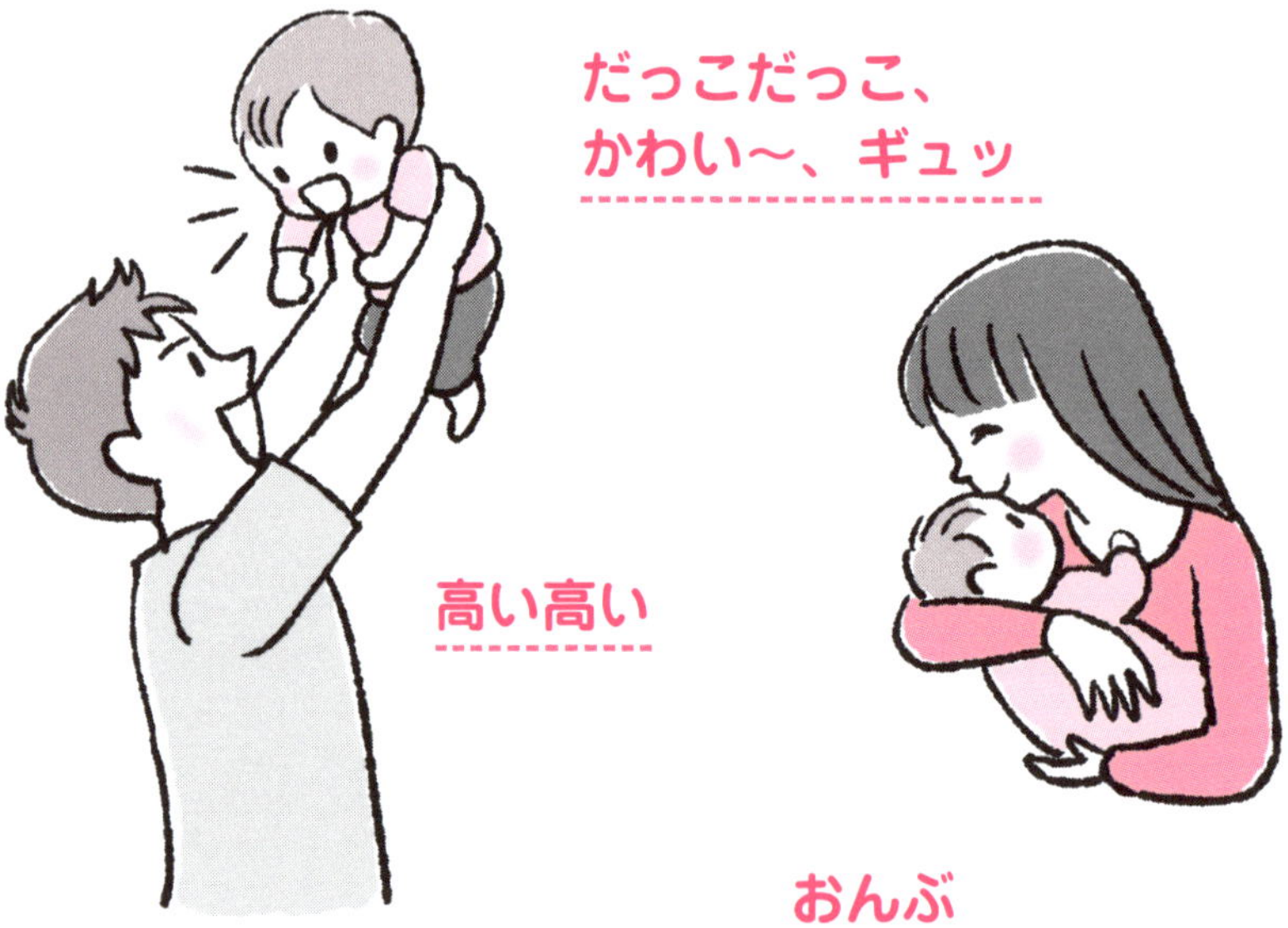

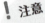

だっこだっこ、
かわい〜、ギュッ

高い高い

おんぶ

くすぐりっこ

おひざにのせて、
ぎっこんばったん

! 注意

無理をしない

子どもの表情に気をつけて。いやがるようなら別の遊びでいい。

こんなことが気になります

例
- 目が合わない
- 抱っこしても
そっくり返っていやがる

もともと、反応が乏しい子がいる

アイコンタクトは、赤ちゃんが生まれてまもなく母親の顔のようなものに目を向けるという現象から始まります。目を向けられたように感じる母親は、赤ちゃんをかわいく思い、声をかけたり、ぽんぽん体をさわったりなどします。互いに見つめあい、反応しあうことで、二人の間にアタッチメント（愛着）が形成されていきます。

ところが、生まれつき、反応が乏しい子がいます。声をかけてもこちらを向かないし、目と目が合わない、つまりアイコンタクトがとれないのです。

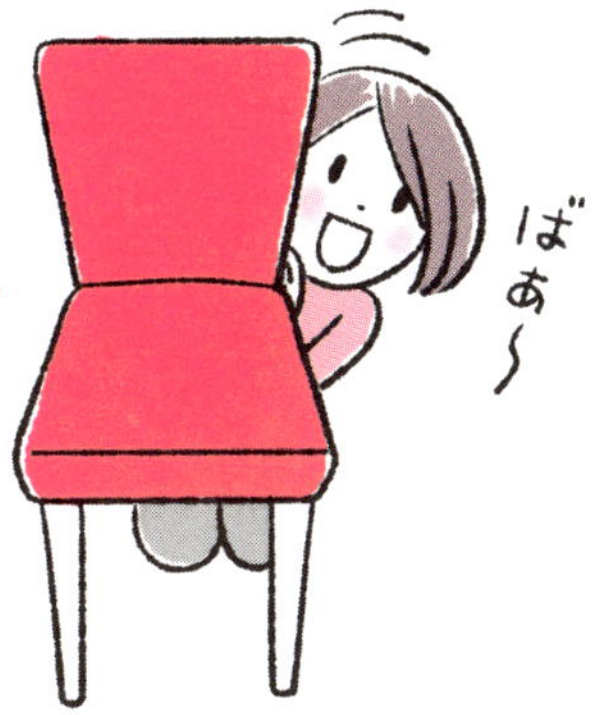

いないいないばあのかくれんぼ

ボールをころころキャッチ

だっこしてぐるぐる回り

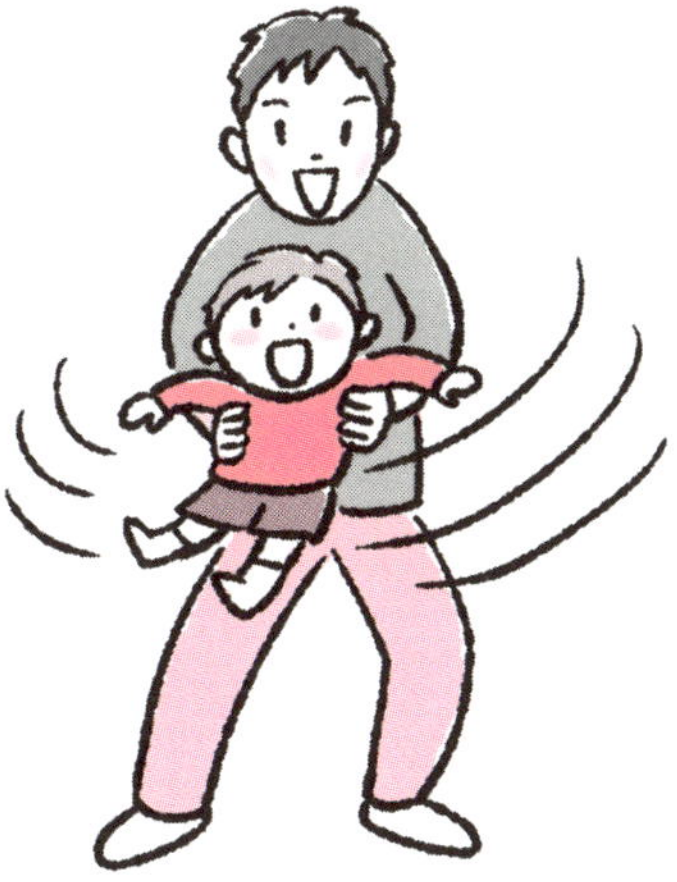

お父さんの背中に乗って、おうまさんごっこ

ふとんをつんで、一緒にとびつき、よじのぼる

! アドバイス

目が合わなかったら

1. お母さんの顔をたくさん見せてあげて。笑顔で声をかけましょう。
2. 親指と人差し指を赤ちゃんの左右の目の前に出し、指をつまむようにしながらお母さんの目のところに導きます。そしてにっこり笑って、名前を呼んで声をかけてあげてください。
3. 視線が外れやすかったら、指先にキラキラシールを２枚つけてやってみてください。
4. キラキラ光る物など、大好きな物を大人の顔の近くに持ってきて、子どもの視野に入りましょう。

超早期療育プログラムはここから始める

反応が乏しくても働きかけをやめないでください。名前を呼んだり、抱っこしてゆすったり、歌を歌ってあげたり。心や体がふれあうような遊びをたっぷりしましょう。もし、食べ物だけが、その子の唯一興味をもつ物なら、おやつをあげながら、ふれあい遊びを一緒におこないましょう。

遊んでいるうちにアイコンタクトが生まれてくることが期待できます。また、自分にとって楽しいことをしてくれる人という気持ちが生まれ、人に興味を向けるようになります。

療育をするには、親子のよい関係性が必要です。そのために、ふれあい遊びが役立ちます。療育はここがスタートです。

ふれあい遊びは最初だけでなく、少し大きくなっても続けてほしい遊びです。

アイコンタクトがとれない②
おもちゃの先に見えるのはなに？

こんなことが気になります

例
- なにを見ているのかわからない
- 話しかけても目が合わない

興味がある物が個性的なだけ

視線が合わないことは、発達の初期段階から比較的目立ってきます。まずなにに興味をもっているのかを見つけてください。おもちゃや人の顔に興味をもたない子もいます。

興味をもつ物が見つかったら、子どもと同じ物で遊ぶか、その物のそばに顔を近づけて、明るく楽しくお話ししましょう。

子どもの名前を呼んだり、好きなおもちゃを大人の目の近くに持ち、アイコンタクトと同時に、物の名前を言って渡します。

なにに興味をもっているのかをよく見る

子どもがなにに興味をもって見ているのかを見つけてください。池をじっと見つめているのは、水面がキラキラ光っているからだと気づけたりします。

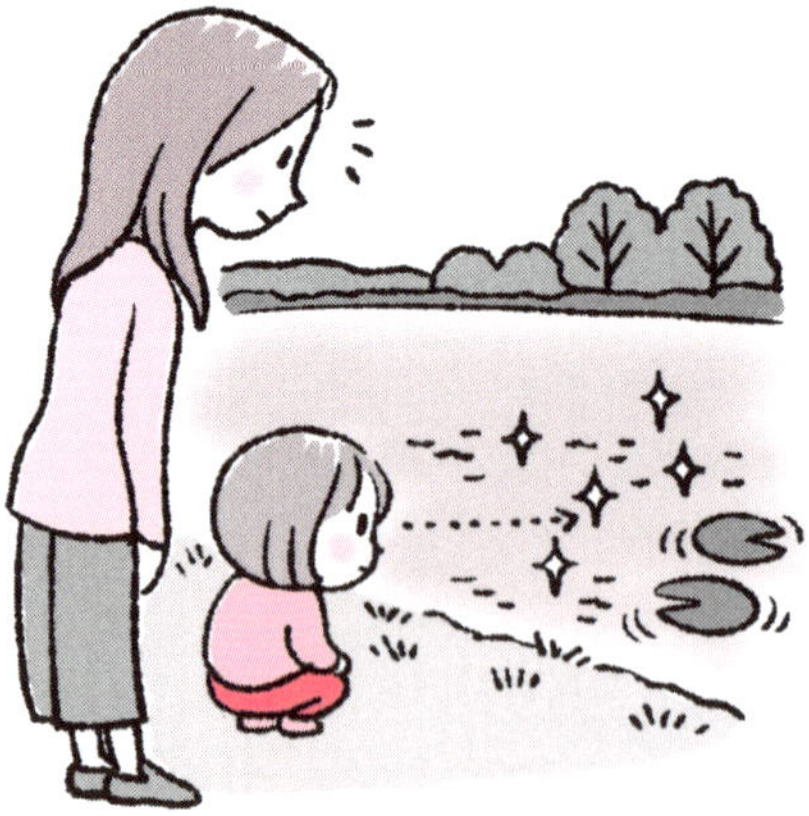

こんな物に興味をもつ

- キラキラ光る物
- くるくる回る物
- ふうせん
- ぽんぽん
- 水
- ころがる物

光る物や回る物に興味を示すなら

ペットボトルの中にビーズなど光る物を入れて大人の顔のそばで振って見せます。欲しがったら同じ物を1個与え（用意しておく）、一緒に振って遊びます。

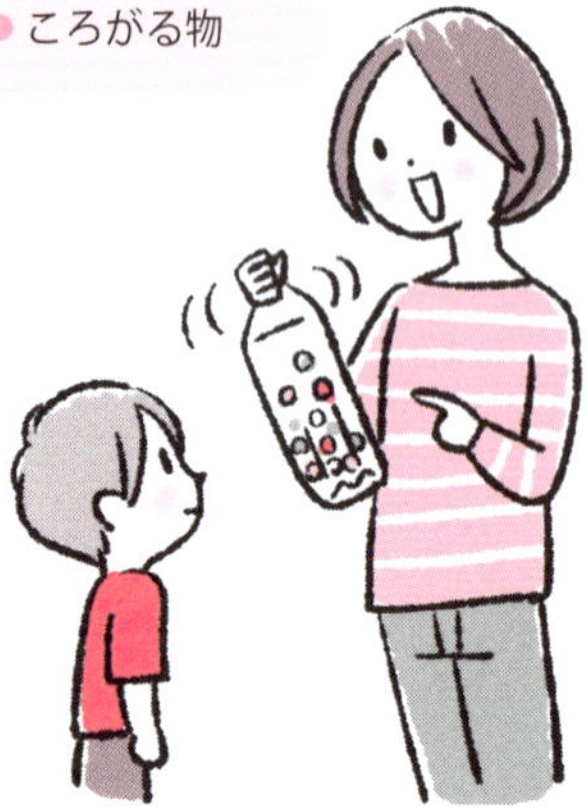

このほかにも

- コマを一緒に回します。
- ボールを転がし合います。

興味をもつ物を名前を言いながら渡す

1 くるくるぽっとん（商品名はメーカーによる）のボールを、透明な箱に入れておき、欲しそうなそぶりを見せたら、箱から出して渡します。あるいは、箱のふたをあけて子どもに取らせます。

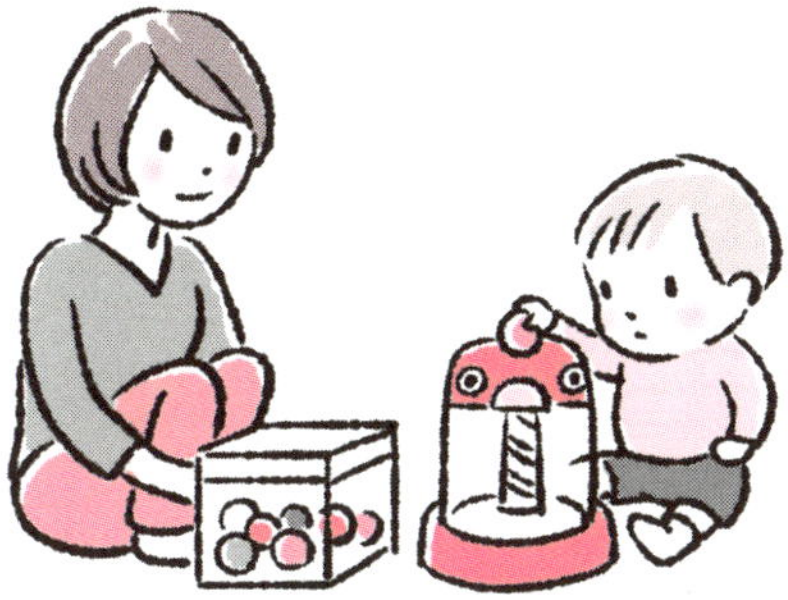

2 仲良くなれたら、ボールを集めて大人の手にのせ、「はい、赤いボール」などと言葉を添えて、ひとつずつ渡します。

3 ボールを渡すとき、少し待って、さいそくのそぶりを見せたら渡すようにします。

このほかにも

- 車を並べて遊んでいるとき、上記と同様に車を渡します。
- ガラガラをふって遊んでいるとき、「交代」や「ママの番ね」と言って貸してもらい、数秒遊んで「ありがとう」と、すぐに返します。渡してくれなかったら「貸して」と、代わりのものを渡し、すぐに返します。

テーブルの上におもちゃを置き子どもの視野に入る

コマをくるくる回す、自動車をブーブー動かすなどの遊びを床ではなく、テーブルなどの上で。対面に座り、顔をおもちゃに近づけ、子どもの視野に入ります。
そして楽しく大げさなくらいに反応しましょう。

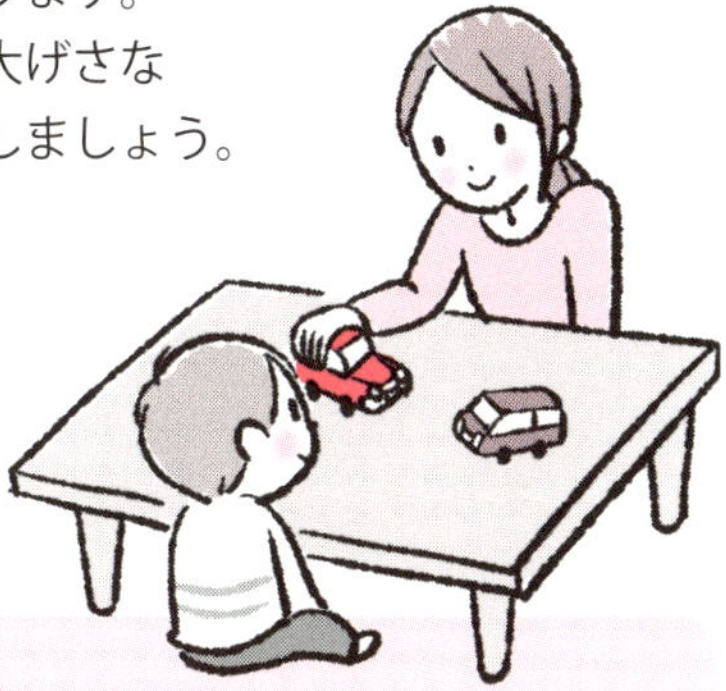

このほかにも

- 興味をもつ物を大人の顔のそばに持ってきて話をします。
- 子どもと交互に遊びます。楽器を交互にたたく、ボールや車を交互に転がすなど。子どもが自分でできないときは、もうひとり大人がついて手を添え、前にいる人に向けて車を動かすなどします。

好きな物の先に人の顔があるように

一緒に遊ぶときは、対面に座り、子どもの視線の先に顔が入るようにします。好きな物を見る先に、一緒に遊んでいる人の顔を入れるのです。子どもの視野に、顔、目、声、言葉、体の動きを入れていきます。

好きな物に必ず子どもは興味をもちます。物に興味をもったら、楽しそうに遊んでいる人にも興味をもつのです。

人に興味を示さない
まねっこ遊びはおもしろい

こんなことが気になります

例
- 大人のものまねをしない
- ひとり遊びをしている
- ほかの子がやっていることを見ない

いないいないばあ

子どものそばに行き、いすなどの後ろに隠れて、やや大きな声を出しながら「いないいないばあ」をします。

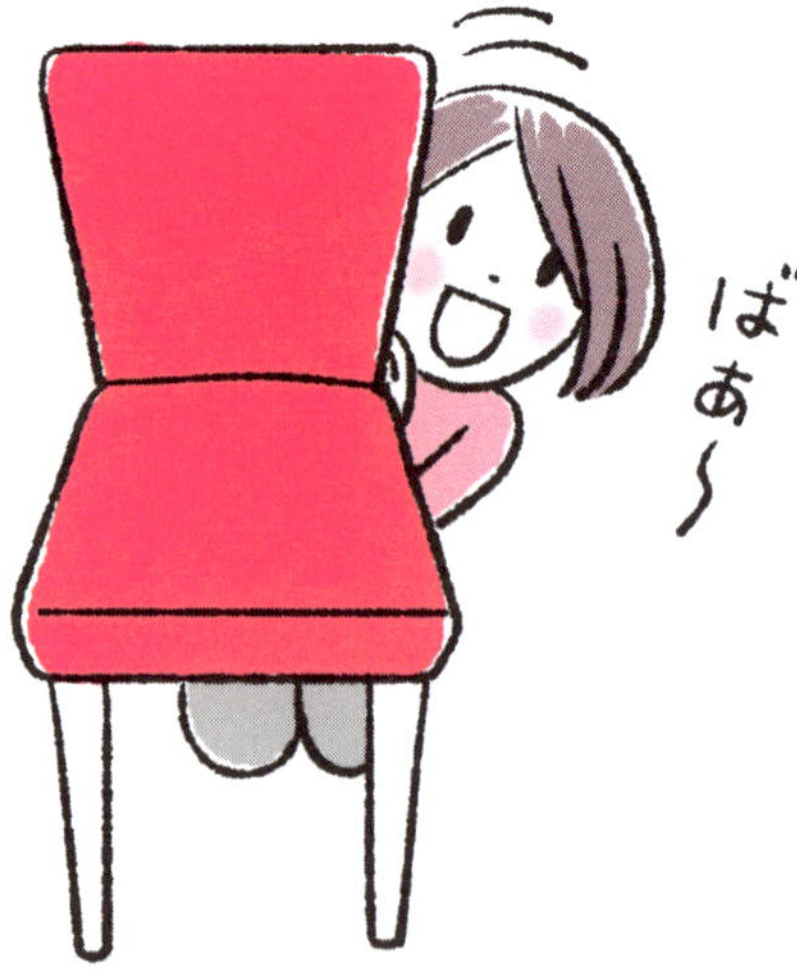

このほかにも

- 子どもに毛布をかけて「〇〇ちゃんどこだ？」 毛布から顔を出したら「いたあ！」
- 「おつむてんてん」と言いながら自分の頭をかるくたたきます。子どもが喜び、まねをしやすい遊びです。

遊び歌

子どもの対面に座るか立って、身振り手振りをつけながら歌を歌います。下記のような歌がよいでしょう。

手をキラキラふる▶キラキラ星

グーチョキパー▶グーチョキパーでなにつくろう

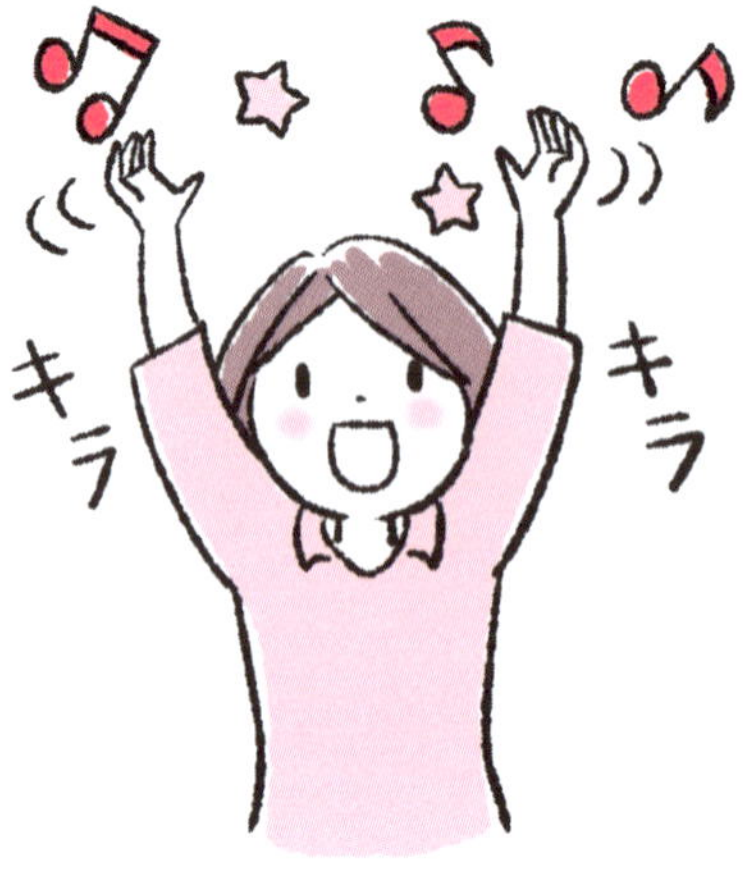

こんな曲でも

- むすんでひらいて
- げんこつやまのたぬきさん
- 大きな栗の木の下で
- 幸せなら手をたたこう
- ひげじいさん
- せんたくやさん

バイバイ

逆さバイバイなど、バイバイが上手にできないときは、右記のタッチをして、手を合わせたまま大人がバイバイと手をふれば、子どもも正しいバイバイになります。または、子どもの隣に並んでバイバイをまねさせます。逆になっていたら、手を添えて裏返します。

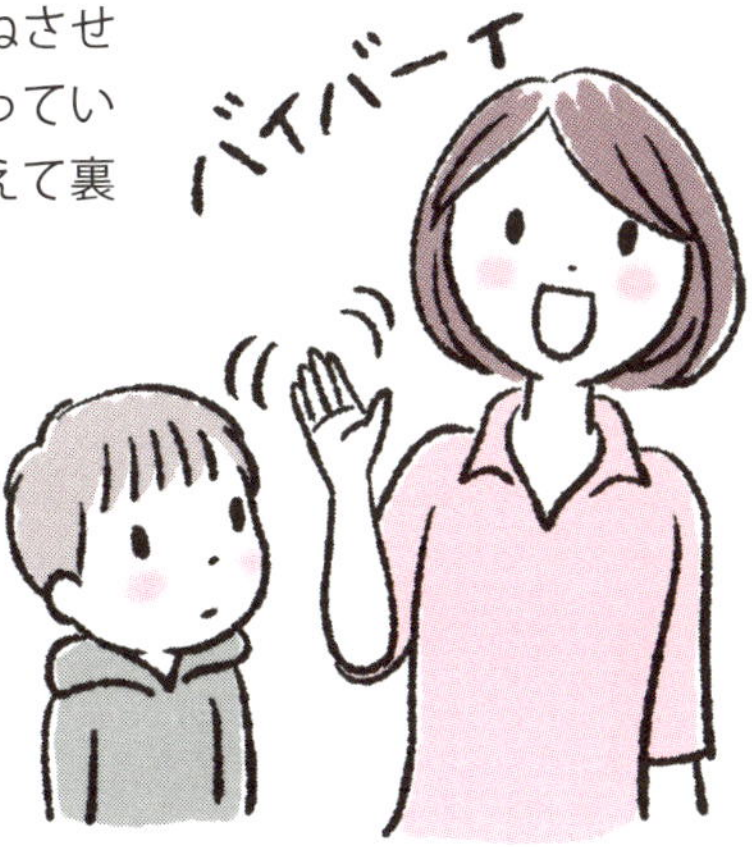

タッチ

「やったね」「ハイタッチ」「両手タッチ」などと声をかけながら、タッチをします。上手にできなくても、両手がかるくふれるだけでＯＫです。

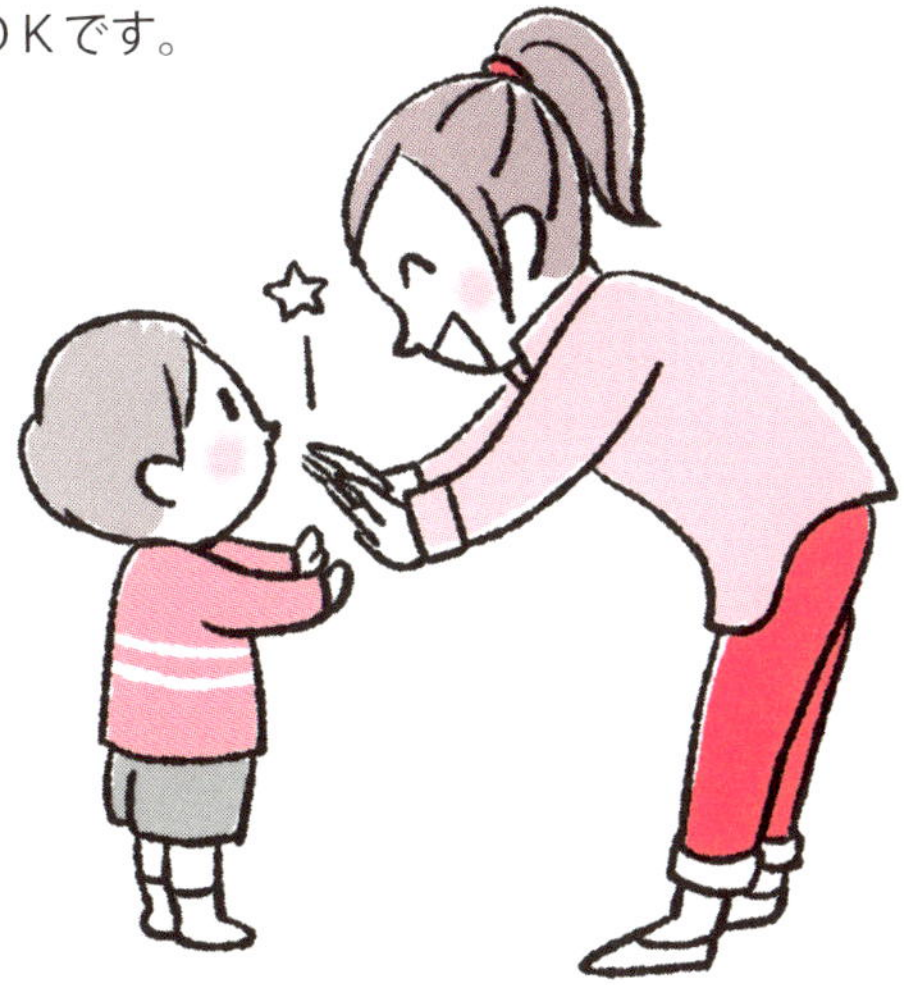

園では、ひとり遊びを放置しない

いつもひとりで遊んでいる子がいます。誘っても入ってきません。ひとりのほうがいいのかとそのままにしていると、人とかかわる力が伸びません。

その子のそばに行き、なにをしているか見てみましょう。「ダンゴ虫探しているんだね」などと声を出し、ほかの子どもにわかるようにします。すると、少しずつ友だちが寄ってきて、その子の好きな物を通してかかわりができるようになります。

このほかにも

人形やぬいぐるみで、少し大げさに「こんにちは」「どこへ行くの」「お菓子をどうぞ」「ありがとう」とやりとりして遊びます。

まずは子どもの動作をまねする

バンザイ、バイバイなど、大人のものまねをするのは「動作の模倣」といって、発達段階のひとつです。模倣はとても大切で、人のまねをすることが学習につながります。まずは子どもがすでにやっている動作をまねしましょう（お手々パチパチなど）。

楽しそうにまねをする大人に興味をもつようになったら、今度は大人がお手本を見せて遊びましょう。うまくできなくても、「上手、上手」とほめてあげましょう。

呼びかけに応えない
返事をするといいことがあるよ

こんなことが気になります
例
・自分から意思表示をしない
・呼びかけても応えない
・いやなことがあるとかみつく

呼びかけに応える やりとり遊び

「○○ちゃん」と名前を呼び、「はーい」と大人が言いながら、子どもの手をとります。子どもが反応するなら、本人が「あー」と返事するのでもかまいません。

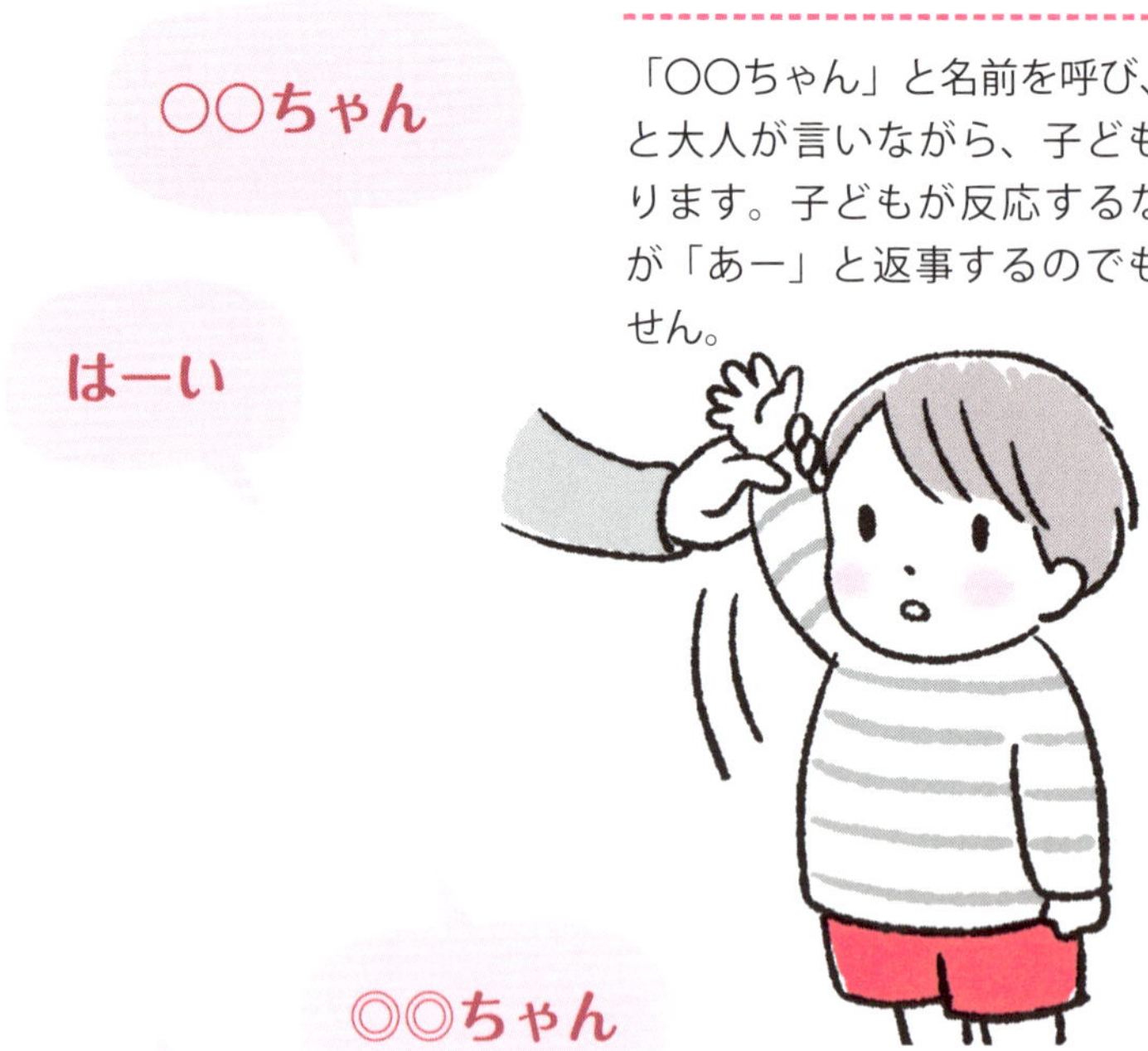
○○ちゃん
はーい

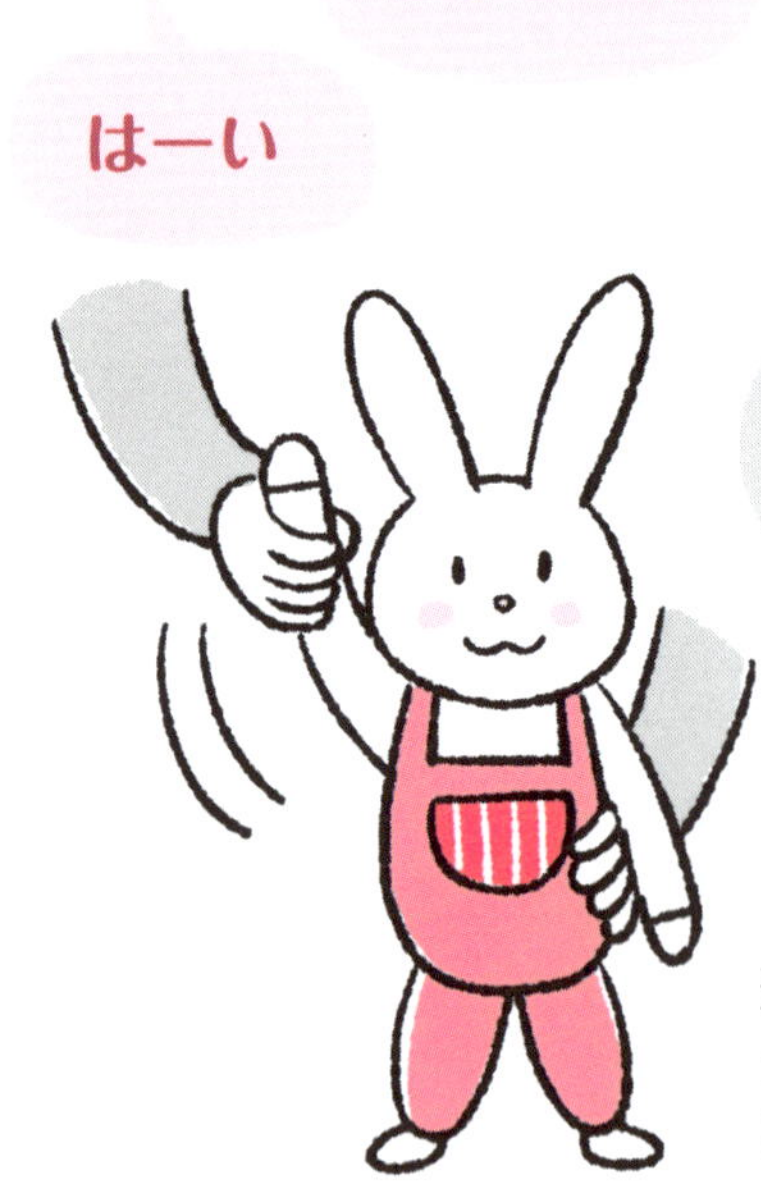
◎◎ちゃん
はーい

好きな人形に「◎◎ちゃん（人形の名前）」と呼びかけさせます。大人が人形をもち、手を上げて「はーい」と返事をします。

注意
楽しく続けよう

やりとり遊びは、いやがらない程度に少しずつ、毎日続けることが大切です。

呼びかけに反応させる

名前を呼んでも反応しないときは、そばに行って、名前を呼んで体をつつき、好きなおもちゃを渡します。大好きな物を見せるときも、名前を呼んで手にふれて渡します。名前を呼ばれるといいことがある、名前を呼んだ人に目を向けるといいことがあると気づかせてあげてください。

コミュニケーションをとると好きな物が手に入る、いやなことはやめてもらえるなど、いいことがあるという体験を増やしましょう。「座って」という言葉に反応すれば、好きなおもちゃが出てくるなど、いいことを用意します。

「いや」の伝え方もわかりやすく

いきなりたたいたり、かみついたりする子がいます。

いやなことをやめてもらうためには、首をふる、手で×をする、「いや」「やめて」と言うなどの、子どもどうしが見てもわかるような表現方法に変えていきましょう。

「かまないで『やめて』と言おうね」と前もって話しておきます。かんだら、遊びをやめて家に帰ることも決めておきます。

欲しいのはどっち？

自分から訴える力の弱い赤ちゃんは、つい大人が先回りしてしまうと、ますます意思表示をしなくなります。ジュースと牛乳を両方出して、「どっちが欲しい？」と問いかけ、少し待ちます。手を伸ばすなどの意思表示が出たら、渡します。

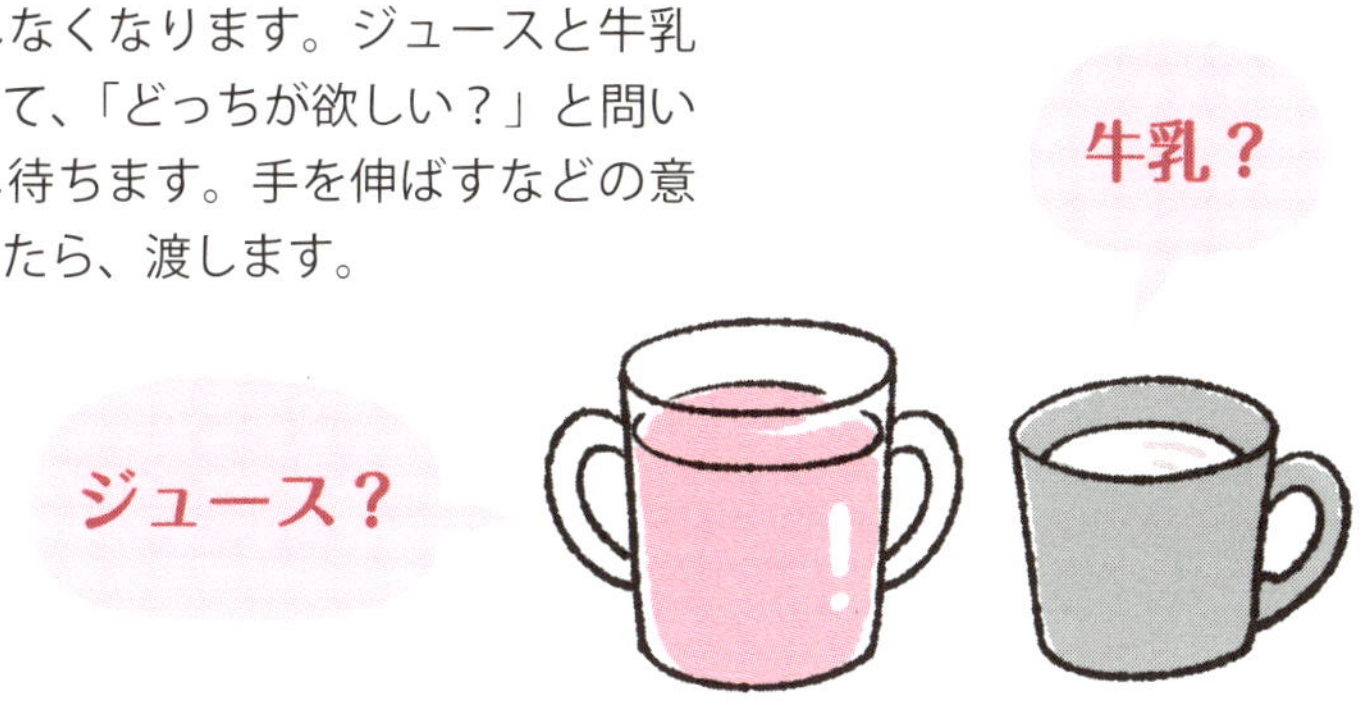

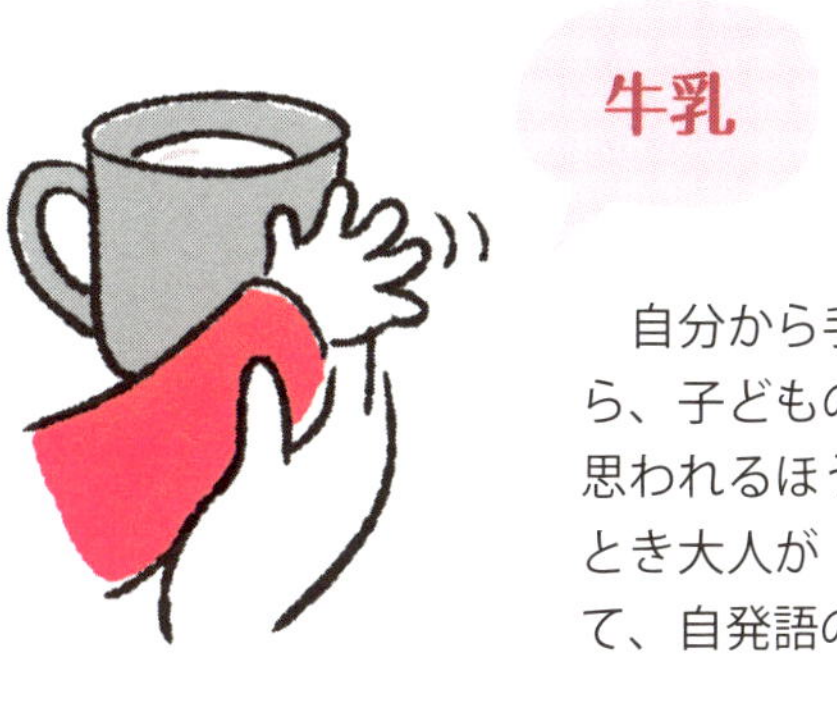

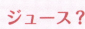

自分から手を伸ばさないようなら、子どもの手をとって、好きと思われるほうに触らせます。そのとき大人が「牛乳」と言葉を添えて、自発語のきっかけにします。

指さしをしない
好きな物を一緒に見よう

マークを使って

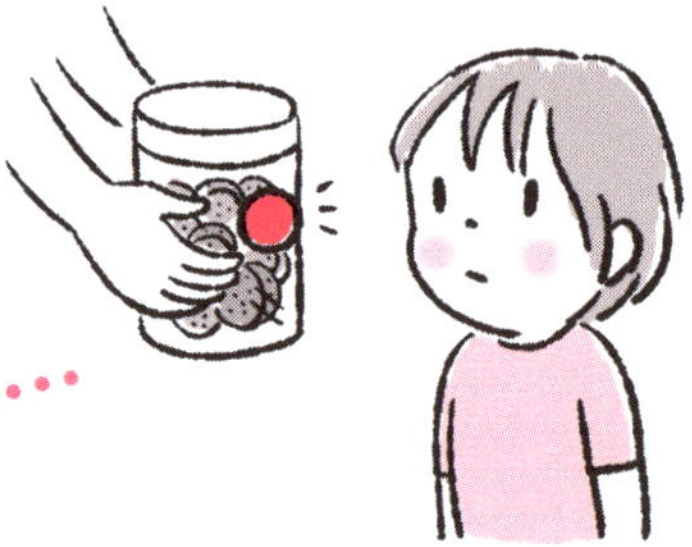

1 透明な容器におやつを入れるのを見せ、カップにマルのシールをつけて、子どものほうに向けます。

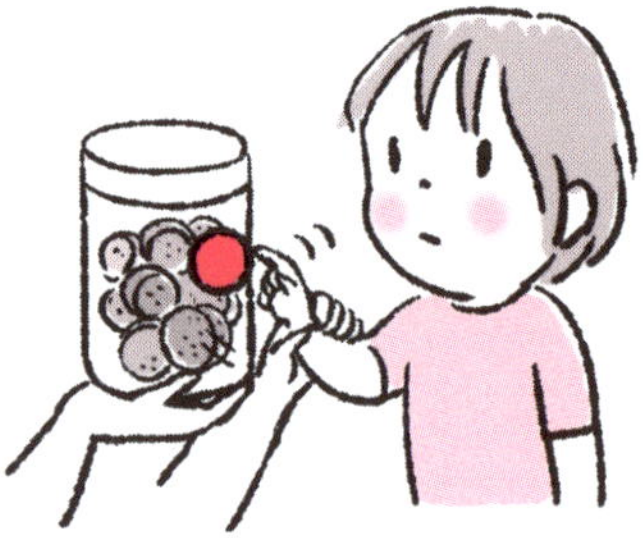

2 子どもが透明な容器に手を伸ばしてきたときに、子どもの手をとって、人差し指をマルに触らせ、触ったらすぐにおやつをあげます。

3 子どもが自分からマルを触るようになったら、おもちゃなど、子どもが欲しがる物にマルをつけます。近くに置いた物には、子どもが自発的にマルに触れるようになったら、物を手の届かない所に置きます。「なにが欲しい？」と聞き、子どもが指さししたら、おもちゃを与えます。

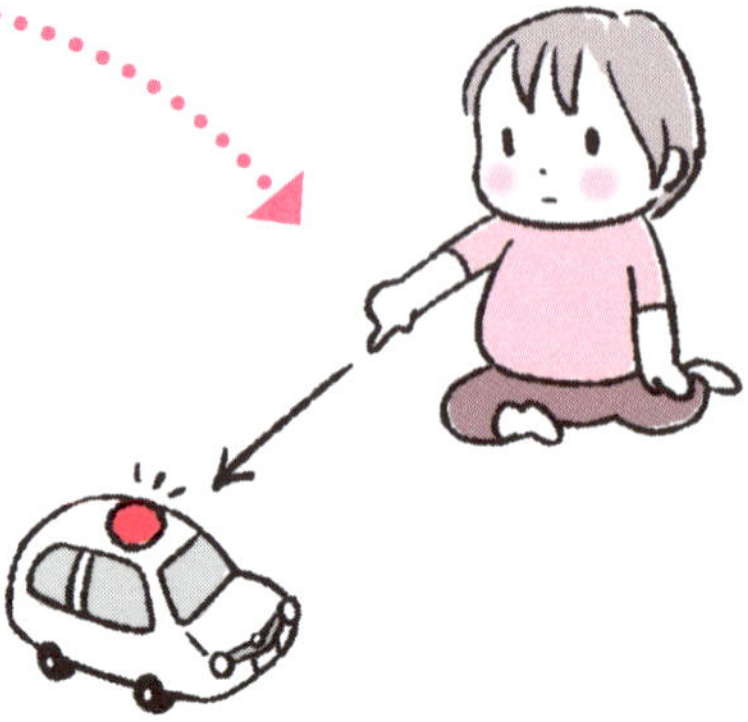

こんなことが気になります

例

- 大人が指さしたほうを見ない
- ○○はどこ？　と言っても指さししない

コミュニケーションに重要な指さし

大人が「ほら」と指さす物を子どもも見ることを「共同注意」といいます。子どもは、自分が見ている物を指さしたり、「○○はどれ？」と聞くと指さしたりします。共同注意は、人の気持ちがわかり、コミュニケーションがとれるようになるための、発達上の大切なステップです。

好きな物を指さして注目

指さしが出ていないなら、大人と一緒に好きな物を指さしながら遊びましょう。最初は大人が「ワ

絵本を見せながら

1 動物や車など、子どもが好きな物が載った本を使います。まず、大人が絵を指さし、子どもが絵を見たときに、その物の名前を言います。

2 興味をもつように音声効果「ワンワン」「ピーポー」などを加え、興味が続くようにします。しばらくは同じ本を使って、くり返します。

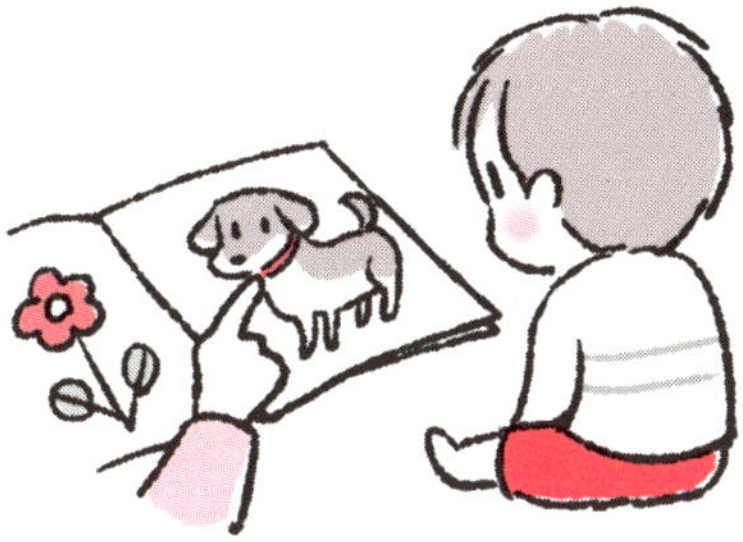

3 子どもが絵を見るのを楽しむようになったら、大人は、指さしをしたあと、物の名前を言うのを少し待ちます。子どもが「なぜ名前を言わないの？」というように大人を見たら、名前を言います。

4 次に、大人が指さすのではなく、子どもの手をとって、それぞれの絵を指すように補助して、物の名前を言っていきます。しつこく教えこんだりせず、楽しんでおこないましょう。

! 注意

大人を見なかったら

子どもが勝手にページをめくりだしたら、子どもの名前を呼び、こちらに目を向けるように働きかけます。

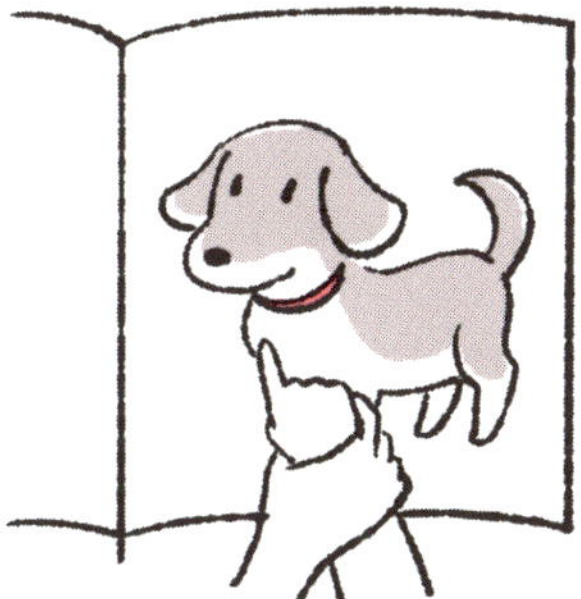

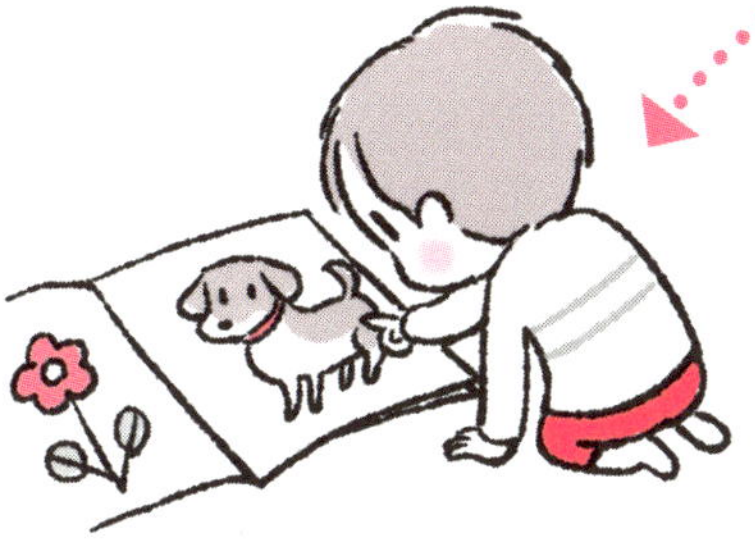

5 子どもが自分で絵を指さすようになったら、大人は手を出さず、物の名前だけ言います。

ンワンだね」などと、子どもの好きな物を指さしして、注目させます。全く指さす方向を見ないようなら、子どもの目の前で、大人の親指と人差し指を見せ、指に注目させながら「あ～ワンワンだ」と大げさに言い、指を動かして犬のほうに向けて指さしします。

子どもが指さす方に目を向けるようになったら、複数の物から子どもが好きな物を指さすように誘います。選んだらすぐに渡してあげます。指さしが十分出るようになったら、選んだ物をすぐに渡さず、アイコンタクトを待ちます。

コミュニケーションがとれない 1

やりたいことはなんだろう？

こんなことが気になります

例

- 自分から意思表示をしない
- オウム返しをする
- クレーン現象がある

実物をシンボルにして要求をくみとる

発達障害があると、人とのかかわりを避ける傾向があります。大人のほうからコミュニケーションをとろうと思っても、言うことが届かないで、まるで無視されたように感じることもまれではありません。子どもの要求や希望をくみとるために、大人のほうが工夫しましょう。

コミュニケーションのシンボル（対象をとらえやすくするもの）として、わかりやすいのは実物です。次に写真、絵、簡素化したマーク、文字です。

子どものレベルに合わせて、シンボルを決めましょう。実物がよければ、くつを見せることで「外で遊びたい」と伝えるなど。実物を持ってこられない物もあるので、その場合は写真や絵カードを用意しておきます。

子どもの成長に合わせて、使用するシンボルは変えていきます。

シンボルは大人から子どもへの意思表示として使うこともあります。よく使う絵カードはリングにはめて、示しやすくしておくといいでしょう。

オウム返ししかない場合は

オウム返しはしても自発語が出ていないのは、会話を模倣が目的のものととらえている可能性があります。大人は、オウム返しには反応しないでください。

大人は、子どもがオウム返しをしても意味が通じるような言い方でモデルを示します。「ジュース欲しいの？」ではなく、平板に「ジュース欲しい」と言います。

クレーン現象には

冷蔵庫に大人の手を引っぱっていって押し付けるクレーン現象をすることがあります。その場合も同様に、大人がモデルを示し、子どもが言ってもおかしくない言い方にするのです。

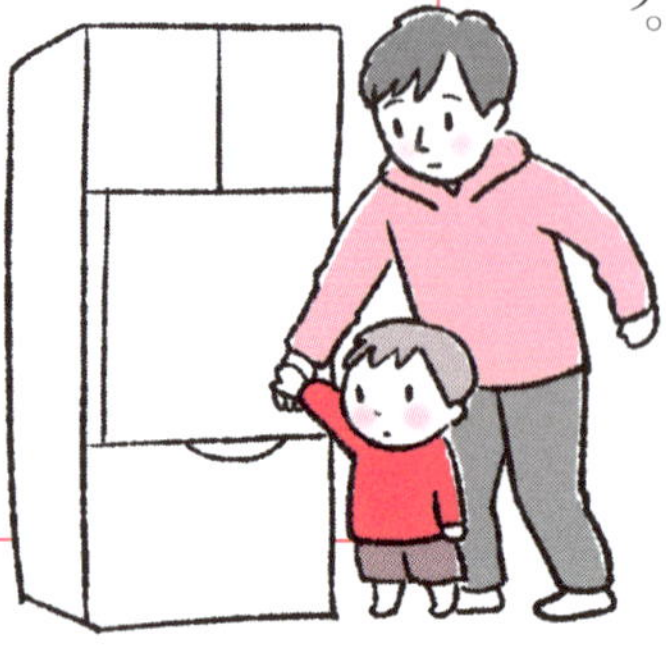

子どもの手を冷蔵庫に触らせ、「牛乳ちょうだい」と大人が言い、牛乳を出してあげる

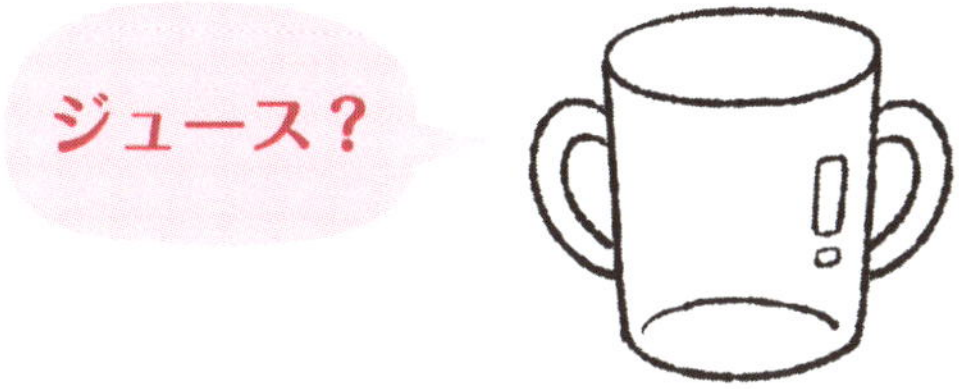
ジュース？

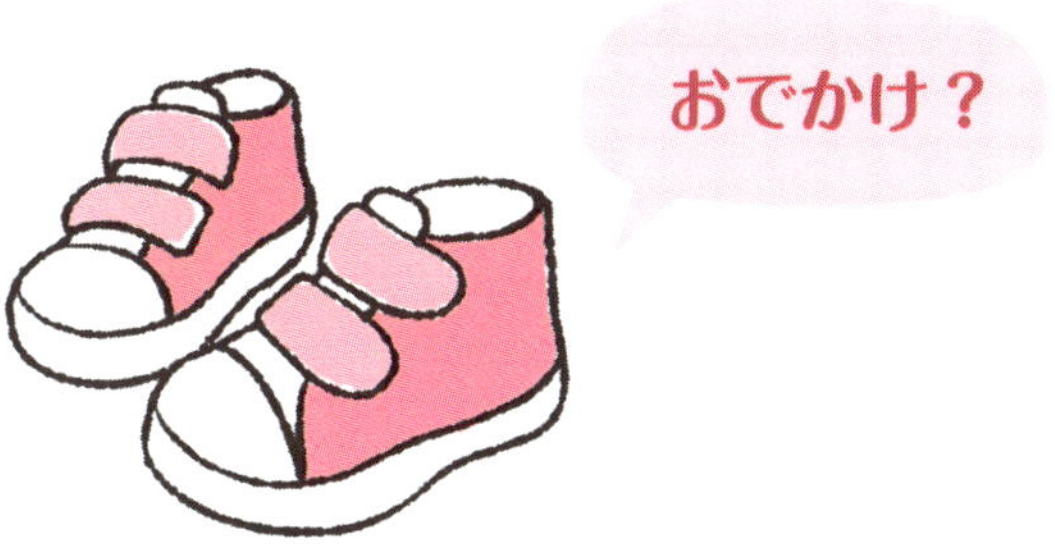
おでかけ？

実物を持ってくる

物を持ってくることで要求が伝わるようにします。大人は、まずコップを見せながら「ジュース？」と聞きます。くつを見せて「おでかけ？」など、短い言葉で。子どもが持ってこられるよう、取りやすい置き場所を決めておきます。

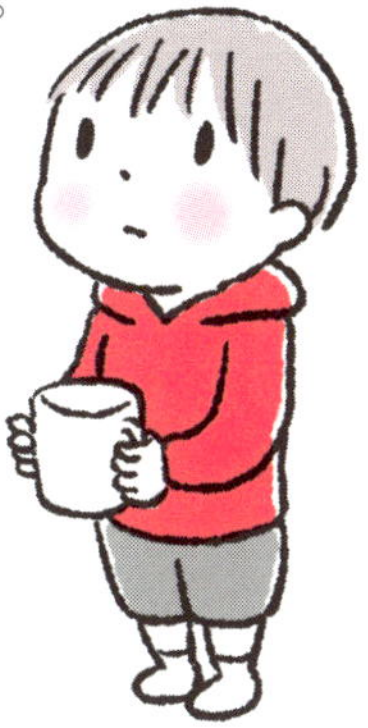

コップを持ってきたら「ジュース飲みたい」と声をかけ、ジュースを入れてあげる

写真で伝えさせる

ホワイトボードに、食べ物や飲み物、おもちゃの写真などを貼っておきます。なにか欲しいとき、遊びたい物などを、写真を持ってくることで伝えます。

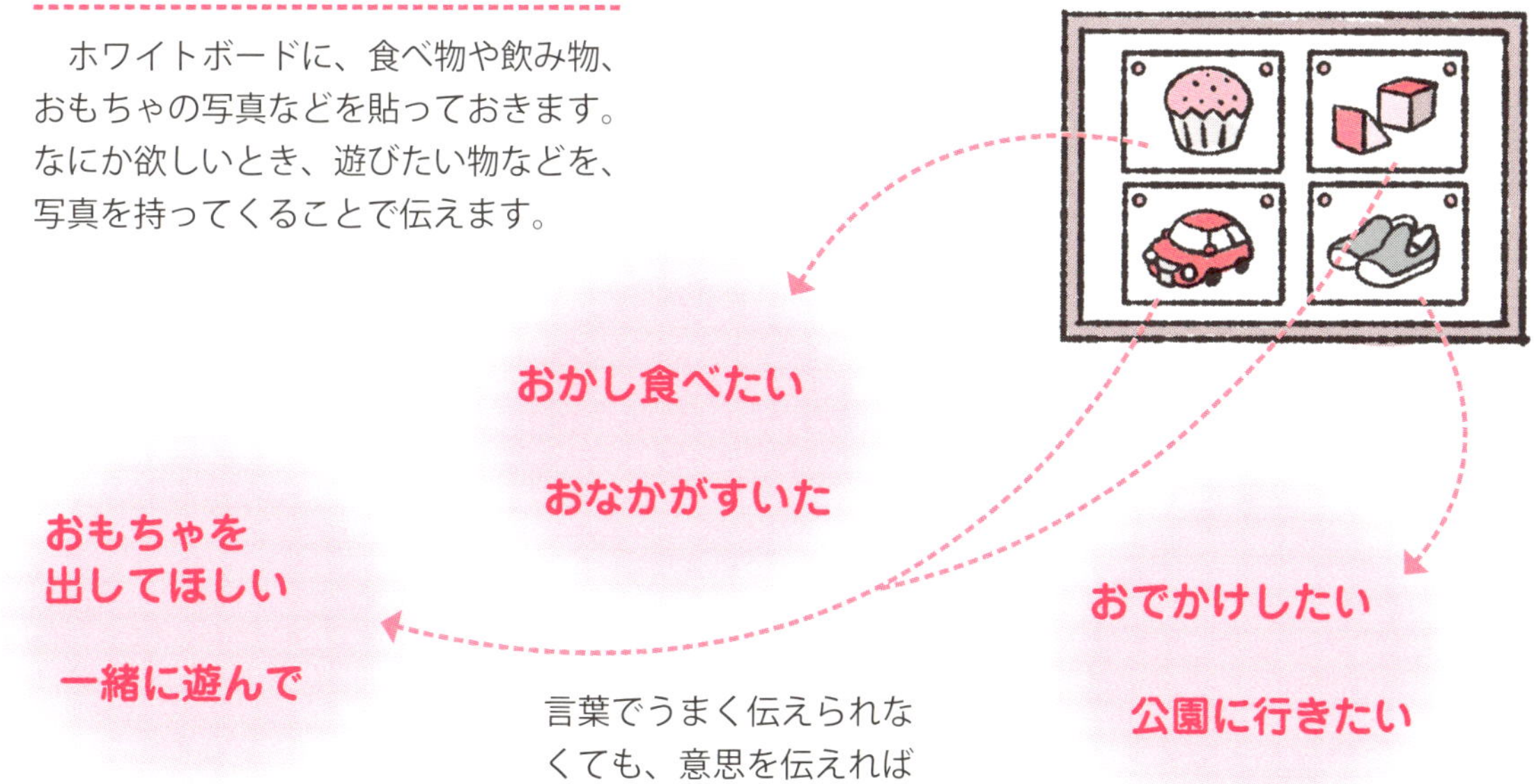
おかし食べたい
おなかがすいた
おもちゃを出してほしい
一緒に遊んで
おでかけしたい
公園に行きたい

言葉でうまく伝えられなくても、意思を伝えればいいことがあるように。

コミュニケーションがとれない ②
「いただきます」から始めよう

こんなことが気になります

例

- いきなり友だちをたたく
- なにをするときも無言で行動する

身振り手振りを具体的に見せながら

食事をするとき、遊びたいとき、一連の動作に言葉をつけるようにします。もし、まだ動作につなぐことが難しいようなら、欲しい物や、嫌いな物を使って、「欲しい」「もっと」「いや」などの気持ちを、うなずく、頭をふる、手をふるなどのジェスチャーを出すところから始めます。そうすれば友だちをたたいたりせず、ジェスチャーで示せるようになります。

次は「貸して」「ありがとう」「どうぞ」などの言葉です。人形やぬいぐるみを使って遊びながら、少し大げさに、あいさつや、やりと

好きなことをするときに

活動と言葉を結びつけるには、好きな活動から始めるといいでしょう。始まりと終わりがわかるように、大人は、「始めます」「おしまい」と、言葉にメリハリをつけ、はっきり言いましょう。

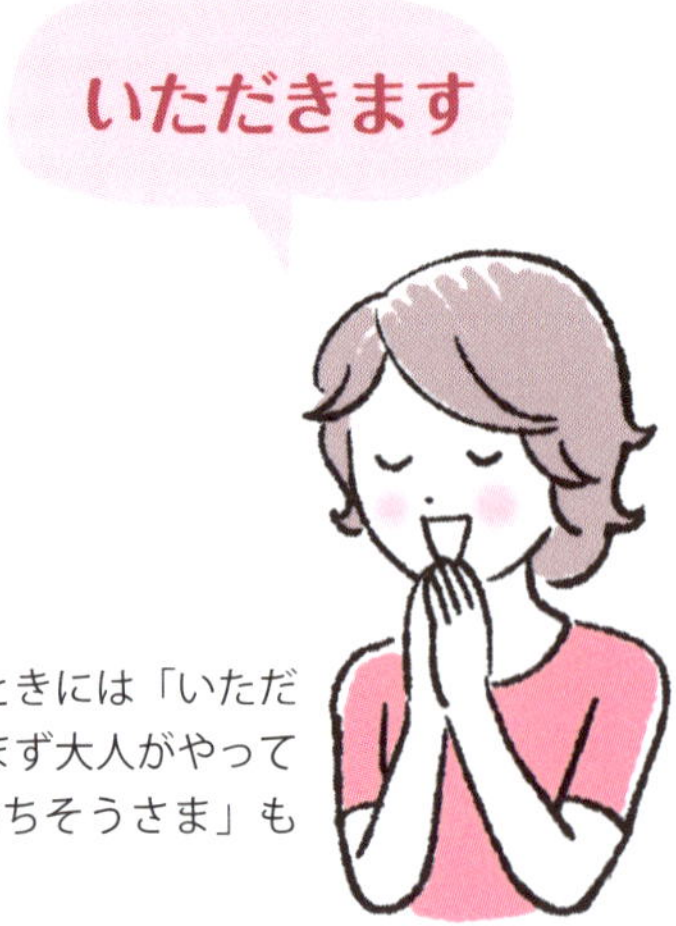

食事をするときには「いただきます」をまず大人がやって見せる。「ごちそうさま」も大切

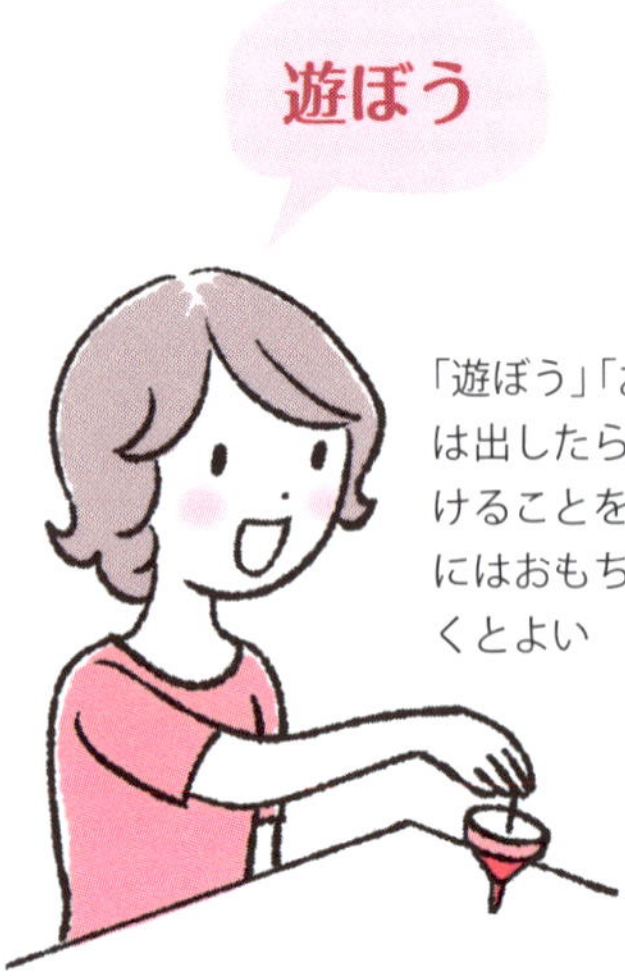

「遊ぼう」「おしまい」。おもちゃは出したら、もとの場所に片づけることを習慣に。しまう場所にはおもちゃの写真を貼っておくとよい

！注意

環境をシンプルに整えて

毎日使う物は同じ位置に、同じ場所で、同じ活動を決まった手順で進めます。

おもちゃのやりとりの練習

大人が子どもの前に立ち、言葉かけと同時に、おもちゃを受け取ります。「貸して」「ありがとう」と、言葉のやりとりも教えていきます。言ったらすぐに返してください。貸してもすぐに返ってくると感じさせることが大切です。

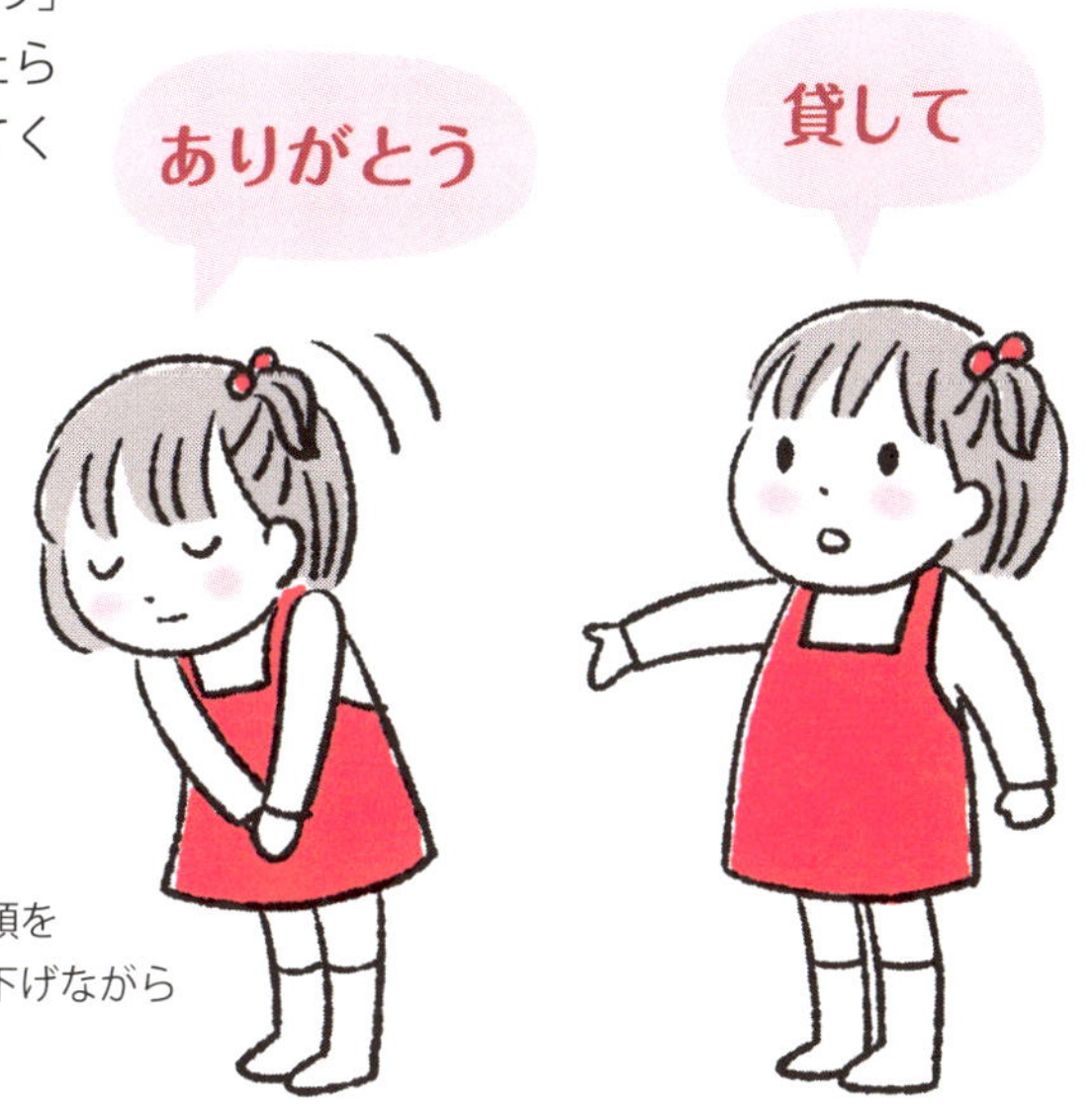

頭を
下げながら

手を差し出したり、ちょうだいの形をしながら

! 注意

最初はひとつだけ

最初はシンプルな場面でひとつの動作と言葉を伝えます。一度にたくさんのジェスチャーと言葉を見せても伝わりません。ひとつができたら、次の動作と言葉を伝え、しだいに複雑な動作と言葉を結びつけていきます。

少し長い文章も

ごっこ遊び、絵本を読む、紙芝居などでモデルを示します。最初は短い単語から。少しずつ長い言葉のやりとりをしていきます。

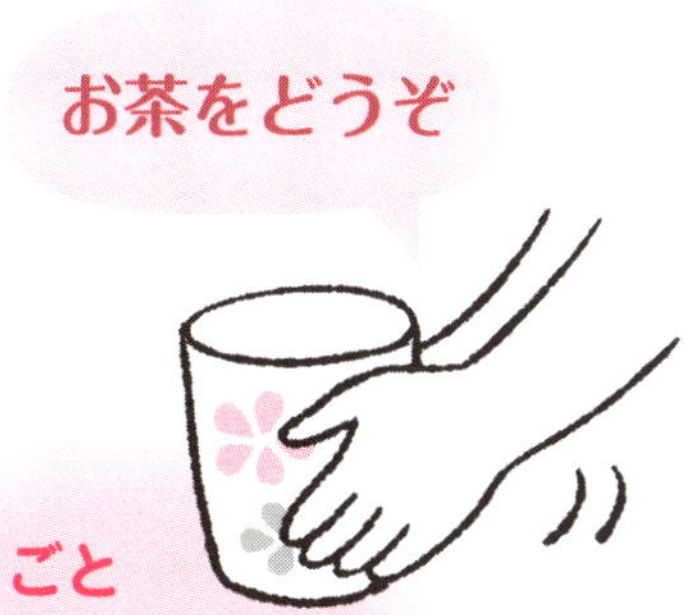

絵本を読む

紙芝居

人形劇

ままごと

「お茶をどうぞ」「ありがとう」など、身振り手振りと言葉の両方をまず、大人が見せます。

りをして見せます。
こうしたやりとりは社会性を育てる意味もあります。徐々に、複雑な動作と言葉を結びつけていきましょう。

やってほしいことをやらない
カードや写真ならよくわかる

写真やカードで示す

写真や絵カードを見せて、「○○をして、次に◇◇をします」と２つの活動の流れを伝えます。新しいところに行くときは不安を感じやすいので、写真や絵カードで、見通しがもてるようにしてあげると落ち着くことができます。

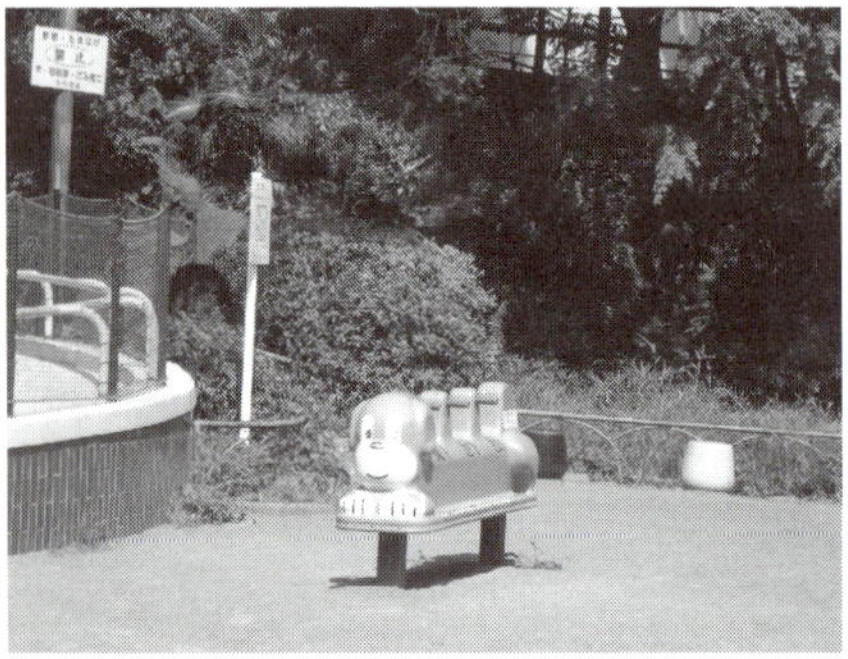

「今日はこの公園に行って遊ぶよ」

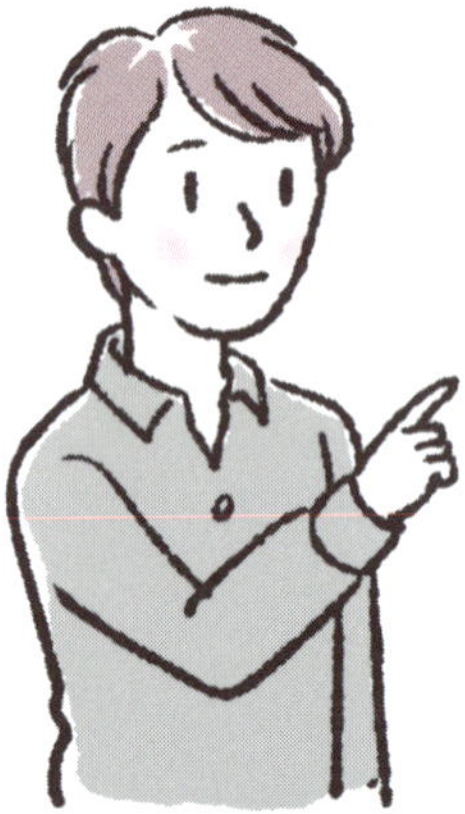

「手を洗ったら、おやつだよ」

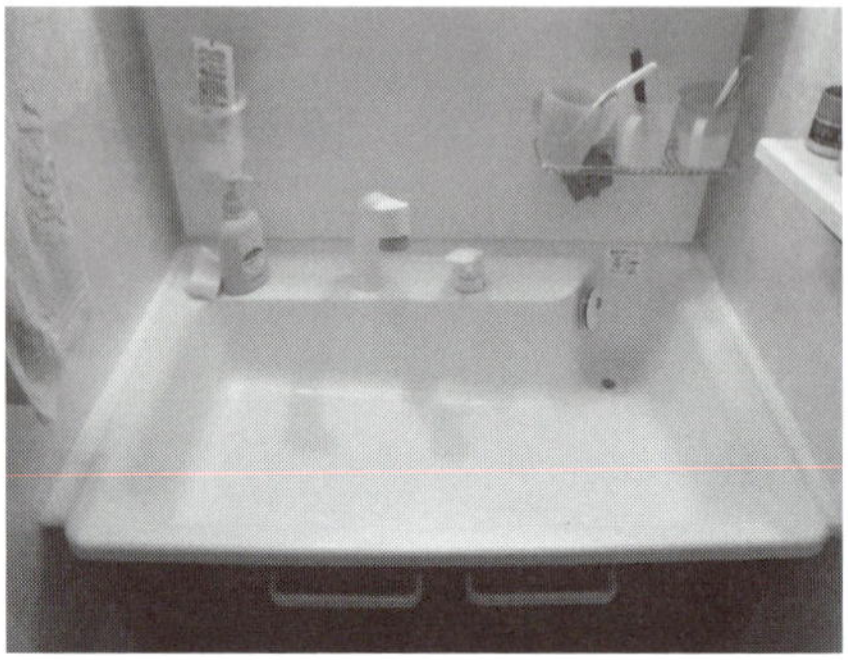

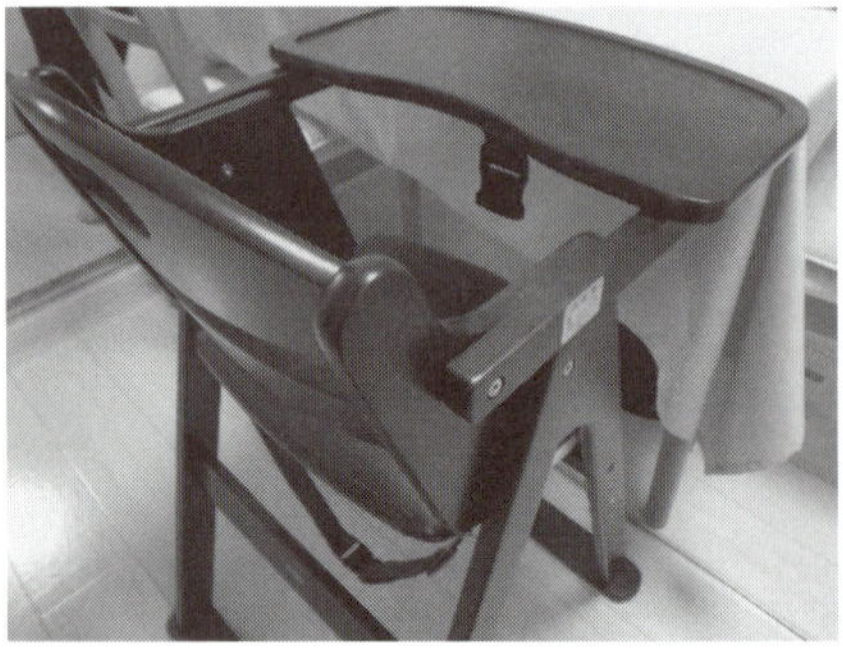

こんなことが気になります

例

- ふだんと違うことをするといやがったり泣いたりする
- 新しい環境になかなか慣れない
- いつまでも園での生活の流れがわからない

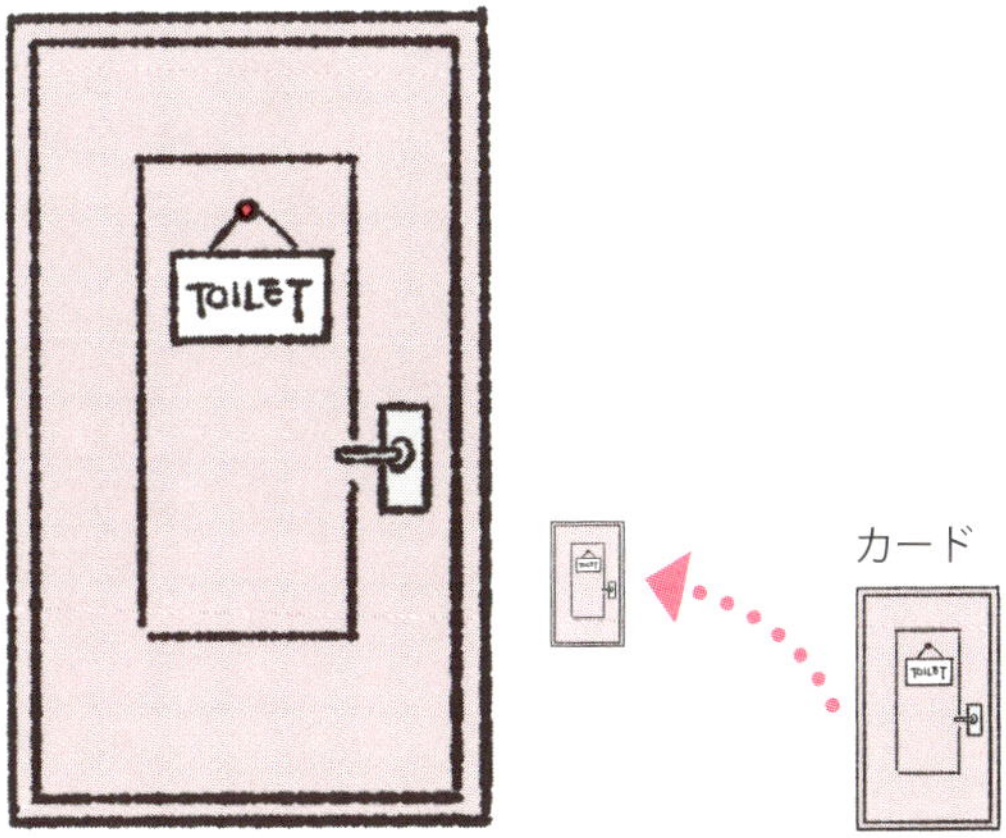

カード合わせで楽しく

絵カードでスケジュールを理解するのが難しいときは、それぞれの写真を2枚用意し、1枚はスケジュールボード、1枚はトイレなど目的の場所の前に貼っておきます。カードを見せて手に持たせ、「カード合わせしよう」と言いながら、トイレに行ってマッチング。カードを見せたときになにをすればよいのかわかるようになります。

行事の様子を見せる

行事に参加しないのは、なにをするのか不安なのです。写真や絵カード、ビデオでやることを見せましょう。ほかの子がやっている様子を見せ、安心してから参加させてもいいでしょう。

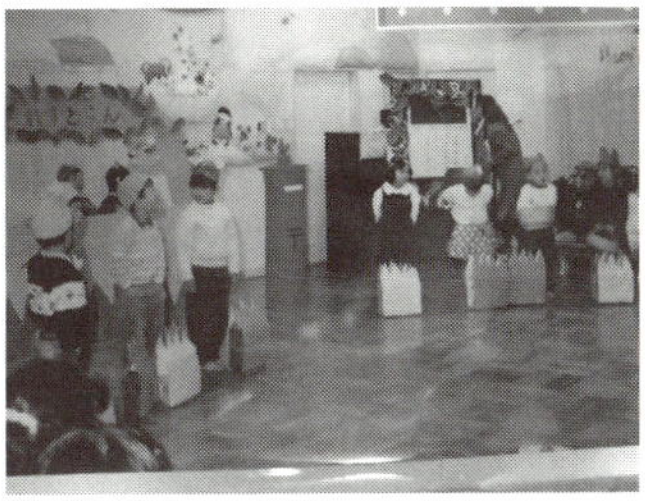

学芸会では立ち位置にマークをつけたので、安心して参加できた

運動会は写真やビデオで内容を見せておく。大きな音に弱い子もいる

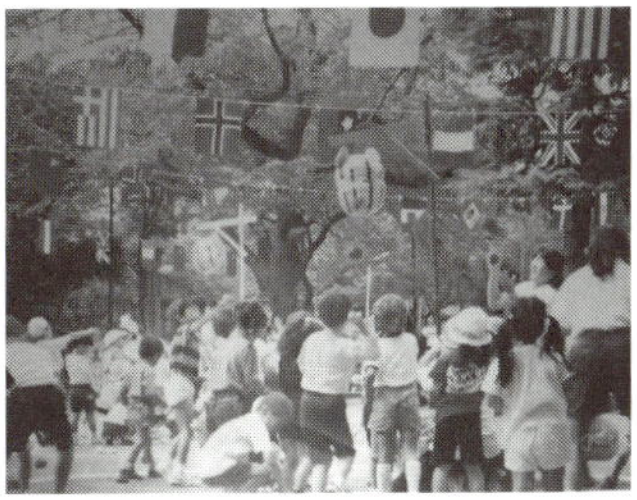

やることがひと目でわかるように

写真や絵カードを使って、これからやることを伝えます。子どもも、このやり方がわかってきたら、カードを徐々に増やしていきます。数字の好きな子なら、1かばんをしまう、2手を洗う、といったようにカードに数字をつけた物を見ながら進めていきます。

保育園や幼稚園なら、1かばんをしまう、2コップをかける、3席につく、4話を聞く、といった具合。やったことがわかるように、すんだ活動のカードはおしまいのコーナーへ移動させてもいいでしょう。

あまりたくさんのスケジュールを並べるとかえって混乱してしまいます。子どもの状況に合わせて、二～五つぐらいにとどめたほうがいいでしょう。

人の気持ちがわからない
三つの表情をまねできるかな

こんなことが気になります

例

- 表情がない
- 意思が通じないように感じる

気持ちを全身で表す

うれしい、悲しい、怒っている、の３つの気持ちを、表情や動作を大きくして全身で伝えます。動作は子どもにわかりやすいように。

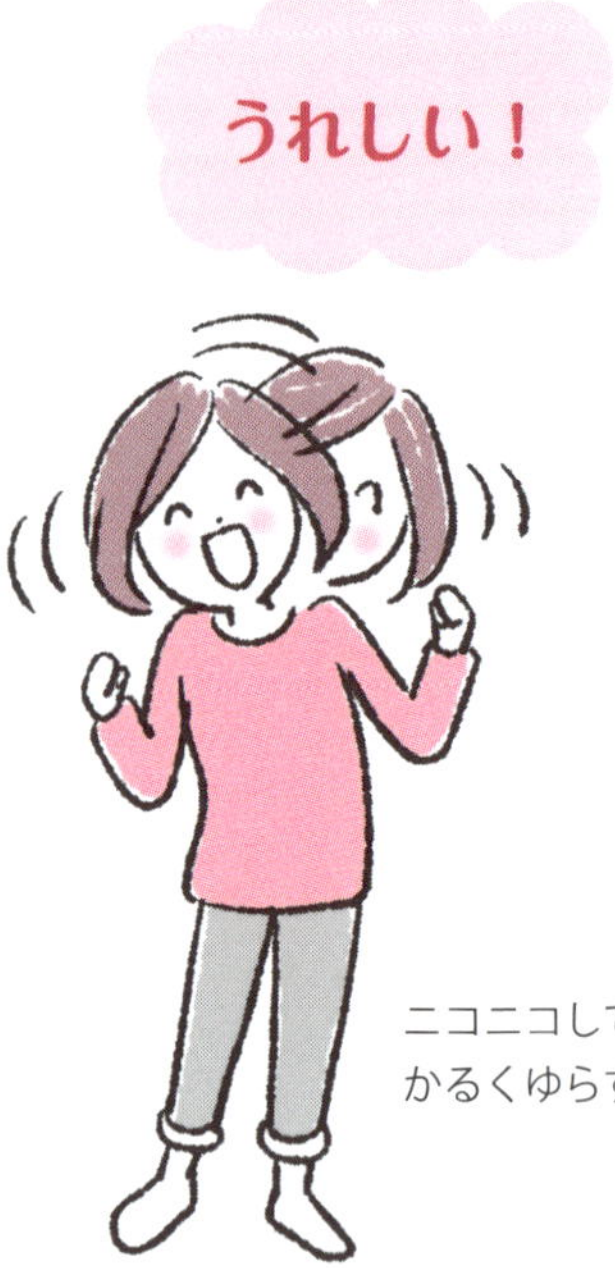

ニコニコして体をかるくゆらす

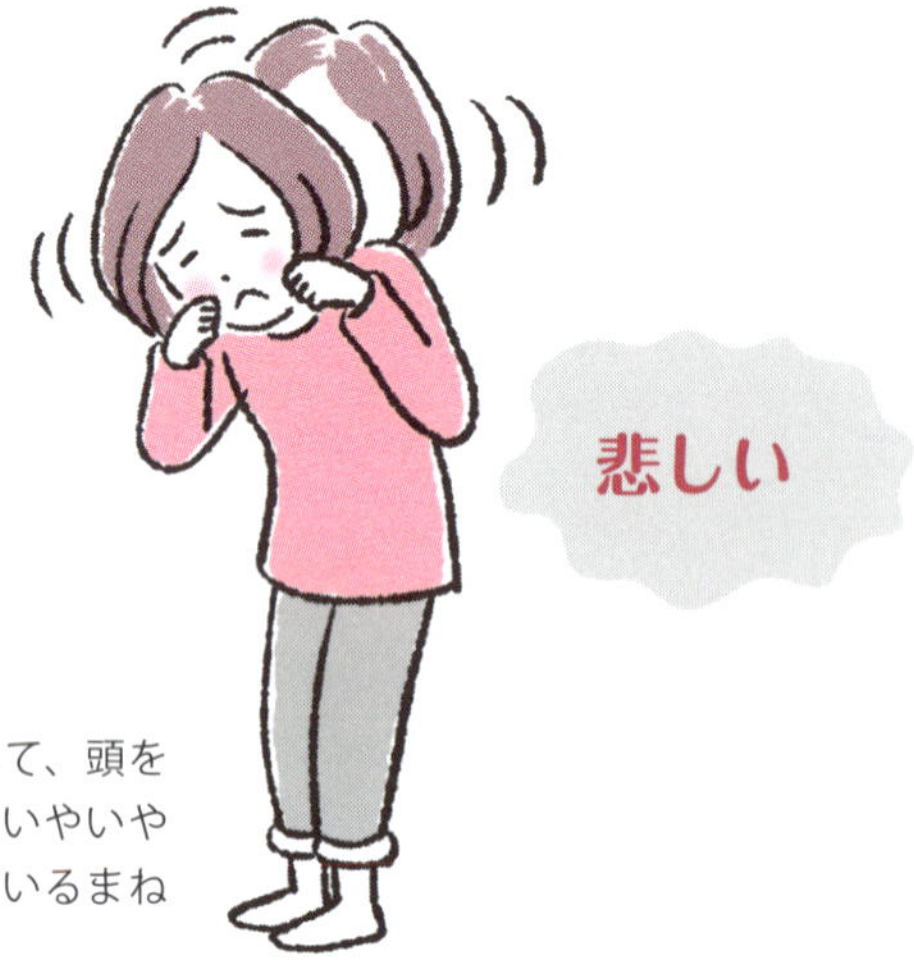

しかめつらをして、頭をふったり、手でいやいやをする。泣いているまねをしてもよい

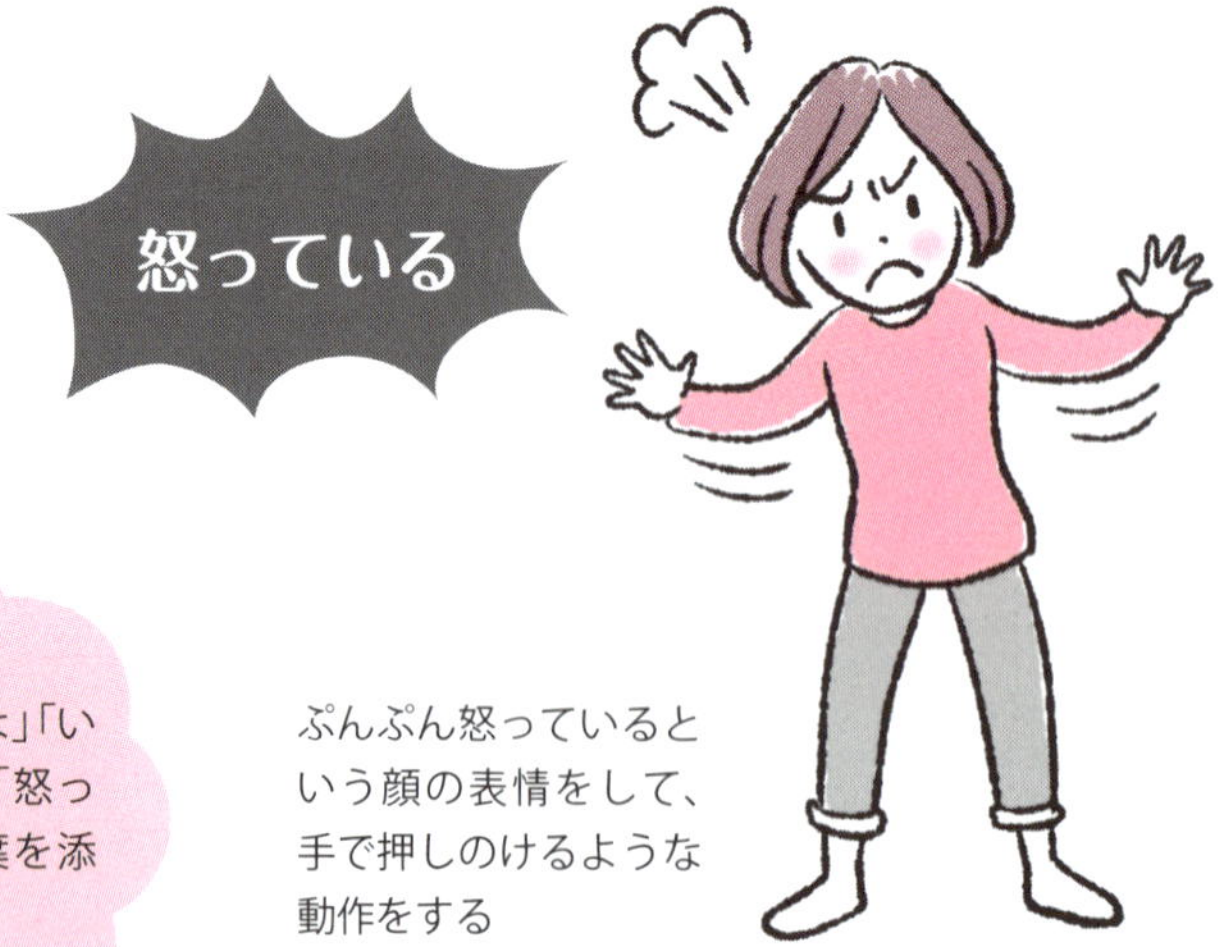

ぷんぷん怒っているという顔の表情をして、手で押しのけるような動作をする

！アドバイス

「うれしいな」「悲しいな」「いやだよ」「ぷんぷん」「怒っているよ」など、言葉を添えながらおこなう。

鏡を使って

大きめの鏡の前に並んで、一緒に鏡を見ます。まず、自分の顔、大人の顔に注目させてから、いろいろな表情をして見せます。「いま、どんな気持ちかな」などと問いかけながら、喜怒哀楽の表情に、言葉を添えて遊びます。

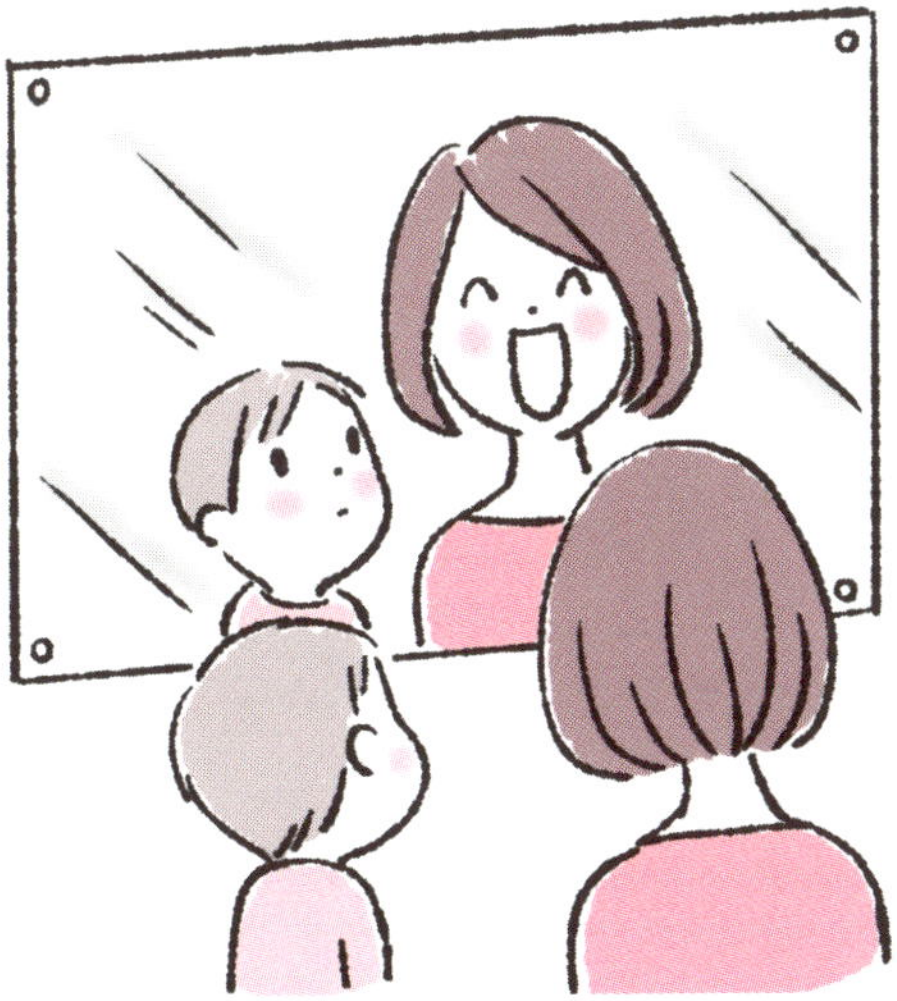

いないいないばあ、から

いないいないばあでしばらく遊びます。子どもが喜んでまねをしたり、大人の動作や顔に注目したりするようになったら、バリエーションをつけます。

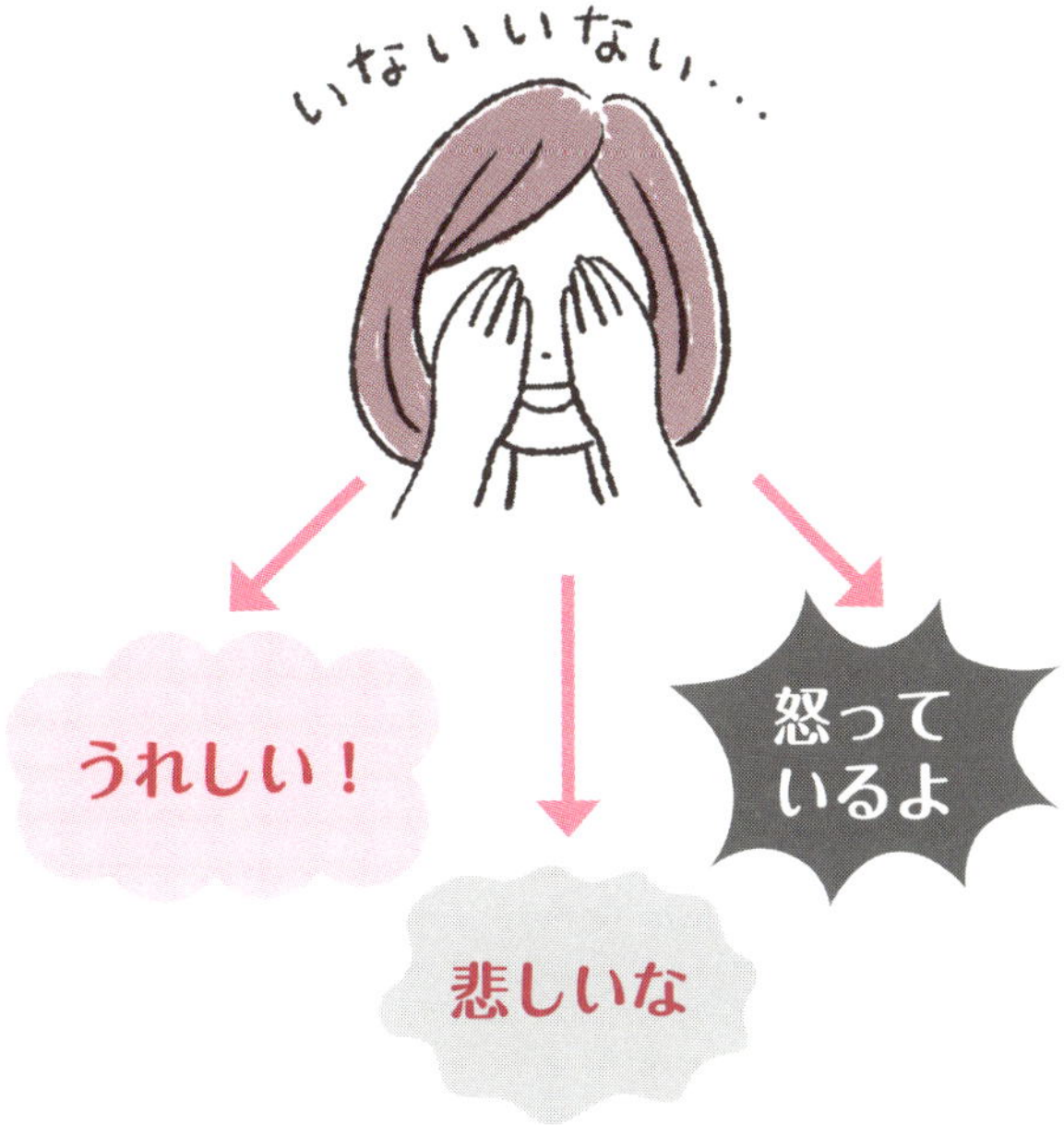

顔に注目。表情や動作をまねして遊ぶ

人の顔に注意を向けないと、他人の気持ちに気づきにくくなります。また、発達障害があると、顔の表情が乏しくなりがちです。

今、子どもができているジェスチャーに注目しましょう。嫌いな食べ物を手でおしのけることができるなら、「○○ちゃんは△△がきらい～」と言いながら、大人はしかめっつらをして頭をふって見せ、子どもにまねをするよう、少し促します。まねをしたら△△を引っ込めてあげます。

お菓子を見て欲しそうに手を出すようなら、「お菓子大好き」とうなずいて、にこにこしてみせます。少しでもまねしたら渡してあげます。そうすることで、子どもはしだいに感情の表現をするようになり、他人の感情の理解もできるようになります。

言葉が出ない 1

笑い声を言葉につなげよう

こんなことが気になります

例

- 喃語《なんご》が少ない
- 言葉が出ない

笑い声から

「高い高い」は子どもが喜びます。お父さんは笑顔で、子どもの笑い声を誘います。笑って「アー」と声が出たら、お父さんも「アー」と言いましょう。

このほかにも

- くすぐりっこ
- トランポリン
- おいかけっこ
- お馬さんパカパカ（お父さんが馬になって子どもを背中に乗せ、よつんばいで歩きまわる）

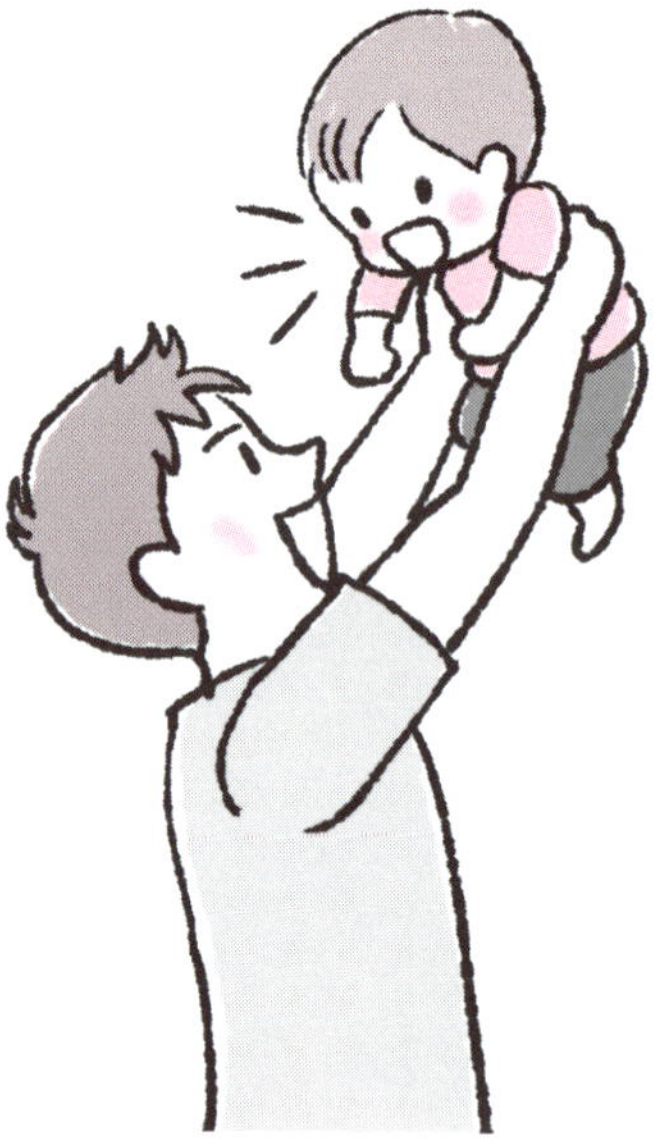

喃語を増やす

「あばばば」「ぶぶぶ」など、少しでも出ている音があるなら、大人もその音を何度も言ってあげます。子どもが興味をもっている物を見せながら「ころころ」「ぴかぴか」「キラキラ」など、光る物やボールを転がしながら、言葉を添えます。

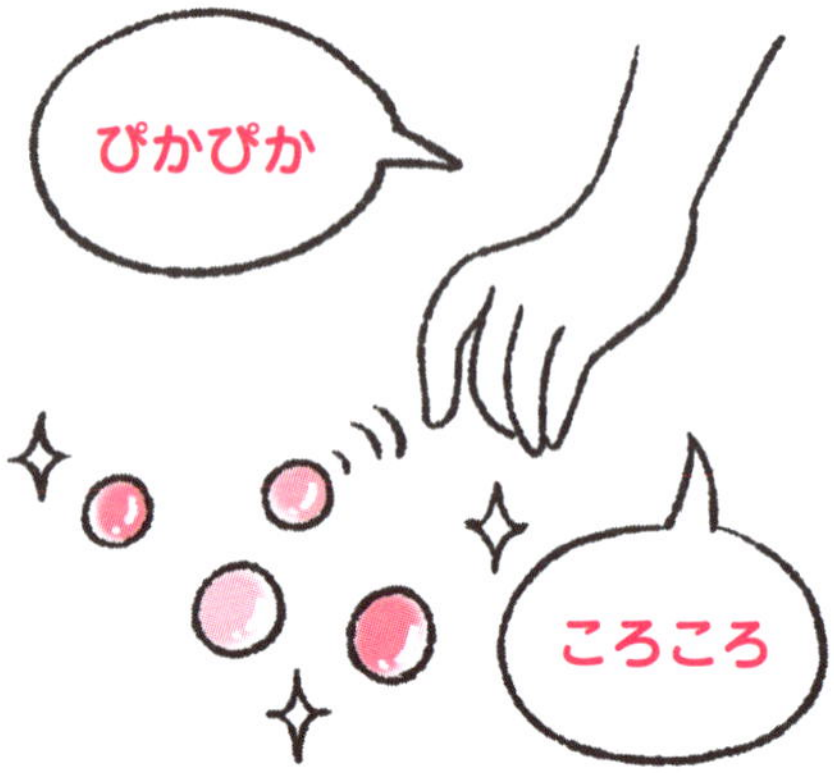

! アドバイス❶

言葉が上手に出なくても、「ちょうだい」「どうぞ」ができるなら、言葉の意味は理解しています。身振り手振りのコミュニケーションを楽しみながら、声を増やしていきましょう。

! アドバイス❷

下記のような言葉を目標に増やしていきましょう。

- 子どもが好きな物に関係した言葉
- すでに似たような音声を出している言葉
- どんな場面でも伝わる言葉
- 子どもの気持ちや要求が伝わる言葉

！注意
よけいなことを言わない

「やったね」「上手、上手」など目的の言葉以外の言葉を多用すると子どもは混乱します。プラスの気持ちは表情や身振り手振りで伝えましょう。

「ぶー」から言葉につなげる

すでに出ている音から、子どもの好きな物に結びつけていきます。例えば「ぶー」「ばー」という音が出ているなら、ば行の音のつくものにつなぎます。

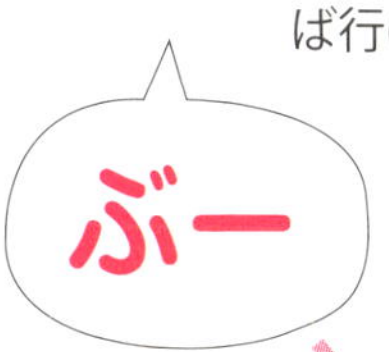

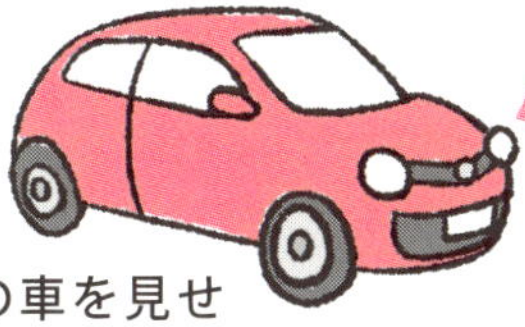

おもちゃの車を見せて、「あー」などと反応が出れば、「ぶーぶ」と言葉を添えて、手渡します。

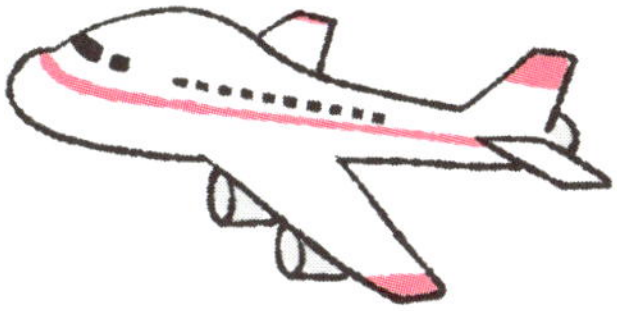

飛行機を見せて、「ぶーん、ぶーん」と言葉の幅を広げていきます。それらしい音が出ていれば、おもちゃを手渡すなど、願いをかなえてあげましょう。

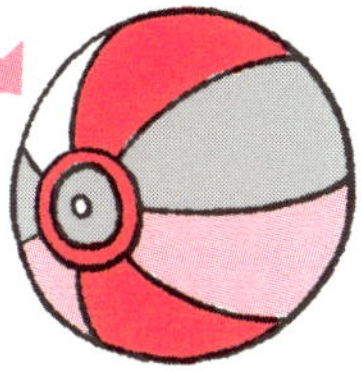

ボールを見せて、「ぶー」と反応が出たら「そう、ボールね」。すぐに渡さないでボールをポンポンとはずませ、子どもが手を出してきたら「ボール？」と聞き、「ぶー」などの反応があったら「ボールどうぞ」と手渡します。

このほかにも

- 「まま」「ぱぱ」「ぶーぶ」など、出やすい言葉を選んで使います。
- 「誰かな？」とママやパパを指さします。

自然に声が出る機会を増やす

生後六ヵ月ごろから出はじめることの多い、「ば」「ぶ」などの喃語がなかなか出ないことがあります。音の発声がひじょうに少なかったり、言葉が出はじめてもイントネーションが違ったり、平坦だったりすることもあります。

発声じたいが少ない場合、まず発声の機会をつくり、発声頻度と種類を増やします。くすぐりっこなど、自然に声が出るような体を使った遊びをします。

子どもが発声したときに、大人はそれに反応します。例えば、子どもの声をまねする、目的があるならかなえてあげるような返事をするなど。さまざまな遊びのなかで、こういった場面を増やします。子どもの声に大人が反応し、それに対して子どもが発声するようになったら、音声は言葉に変わっていくでしょう。

言葉が出ない②
言葉から文章にしていこう

こんなことが気になります

例

- いつまでも「マンマ」くらいしか言わない
- 言葉の発達が遅いような気がする

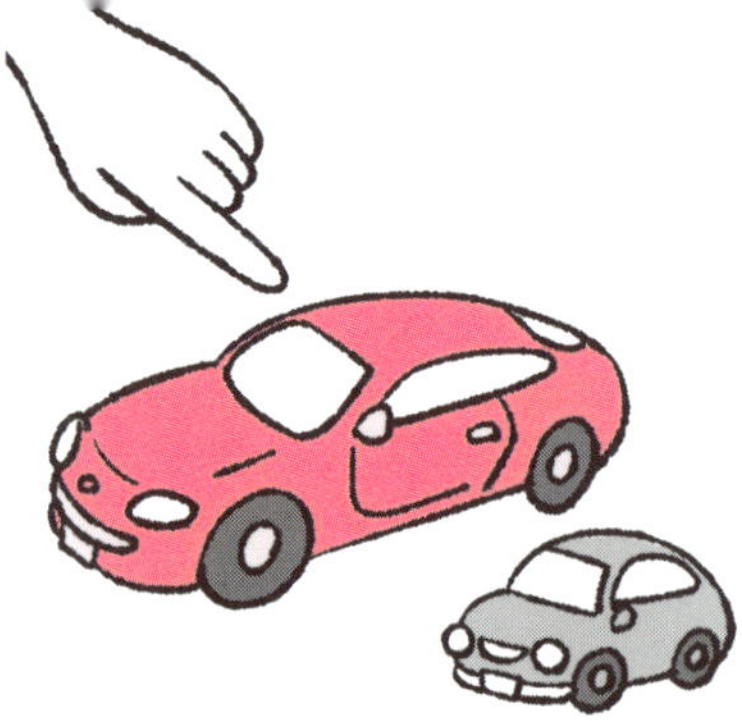

ワンアップルールで

大小の車を指さし「大きいぶーぶ」「小さいぶーぶ」と言います。子どもがくり返したとき発音があいまいだったり、間違ったりしても訂正せず、大人はもう一度正しく言います。また、子どもが「ぶーぶ」と言っても、大人は「大きいぶーぶ？」と二語文で答えます。ワンアップルール（1語プラスしたモデルを示す）が必要です。

！注意

セットで言う

「大きいぶーぶ」と二語文はセットにして言います。「大きい、大きい」「ぶーぶ、ぶーぶ」と別々にくり返しません。

言葉の発達の目安

6〜7ヵ月ごろ
喃語を言いはじめる。

10ヵ月ごろ
言われた言葉を理解するようになる。「ママは」と聞くと指さしたり、名前を呼ばれると反応する。

1歳ごろ
「まんま」「ぶーぶ」など初めての言葉が出る。

1歳半ごろ
言える言葉が増える。
このころまでに簡単な指示がわかるようになる。「ごみポイして」と言えば、ごみ箱に捨ててくるなど、大人の言うことを理解して行動するようになる。

2歳ごろ
二語文が言えるようになる。
物の名前だけでなく「食べる物」「乗る物」などの機能を表す言葉や、色の名前、大小、熱い冷たいなどの形容詞も理解できる。

3歳ごろ
「どうして」と質問できる。
「いや」と自主性、自立性が育ってくる。
発語が長くなり、「パパカイシャイッタ」などの三語文が出てくる。大人の話し方に近くなり、文をつなげて話せる。
自分のことを「ぼく」「わたし」と言うようになる。

4歳ごろ
昨日、今日、明日などの時間、上下・前後の空間概念がわかる。

5歳までに
やっていいこと悪いこと、相手の気持ちの理解ができるようになる。

名詞のあとは二語文や動作の言葉に

物の名前（名詞）がたくさん出るようになったら、「ワンワンいた」など、大人は二語文を言うようにしましょう。動作に関する言葉も取り入れていきます。ストップ、スタート、おしまい、などが言いやすい言葉です。

ただし、何度も「言ってごらん」などと無理強いするのは禁物です。

言葉は、物の名前のような変化しない一対一対応のものが覚えやすいのです。虫の名前、電車の名前などは覚えやすく、愛読書が図鑑という子も少なくありません。

一方、立場によって言い方が違ったり、状況で変化する言葉はなかなか出てきません。「ジュースあげようか」と聞かれたとき、ジュースが欲しくても「ジュースちょうだい」と言えず、「ジュースあげようか」とくり返す子もいます（オウム返し40ページ参照）。

名詞の次は「とって」「いや」などの要求や拒否の言葉で、感情表現や状況の言葉は遅れがちです。

四〜五歳までに教えたい「ぼく」「わたし」

いつまでも自分を「○○ちゃん」と名前で言う子がいます。「○○ちゃん、ぼくはそう思うのね」とくっつけて言うことで、一人称を教えます。また、「お名前は」など、答えが決まった質問には答えられても、「今日はなにしてた？」などの開かれた質問は苦手です。「ぶどうとバナナとどっちが好き？」など答えを選べる質問から、会話を広げていきます。

動作と言葉を結びつける

1 短い言葉にジェスチャーをつけたり、実際に動作をさせます。その際、言葉を言ってから動作をつけるのであって、逆にはしません。

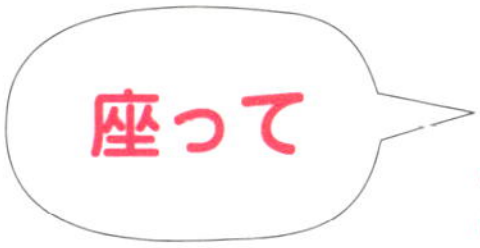

2 まず言葉を言います。

3 そのあとで、大人が手を添えて座らせます。座ったあとで、好きなおもちゃを手渡してあげるなどすると、子どもは覚えやすく、やがて手を添えなくても座るようになります。

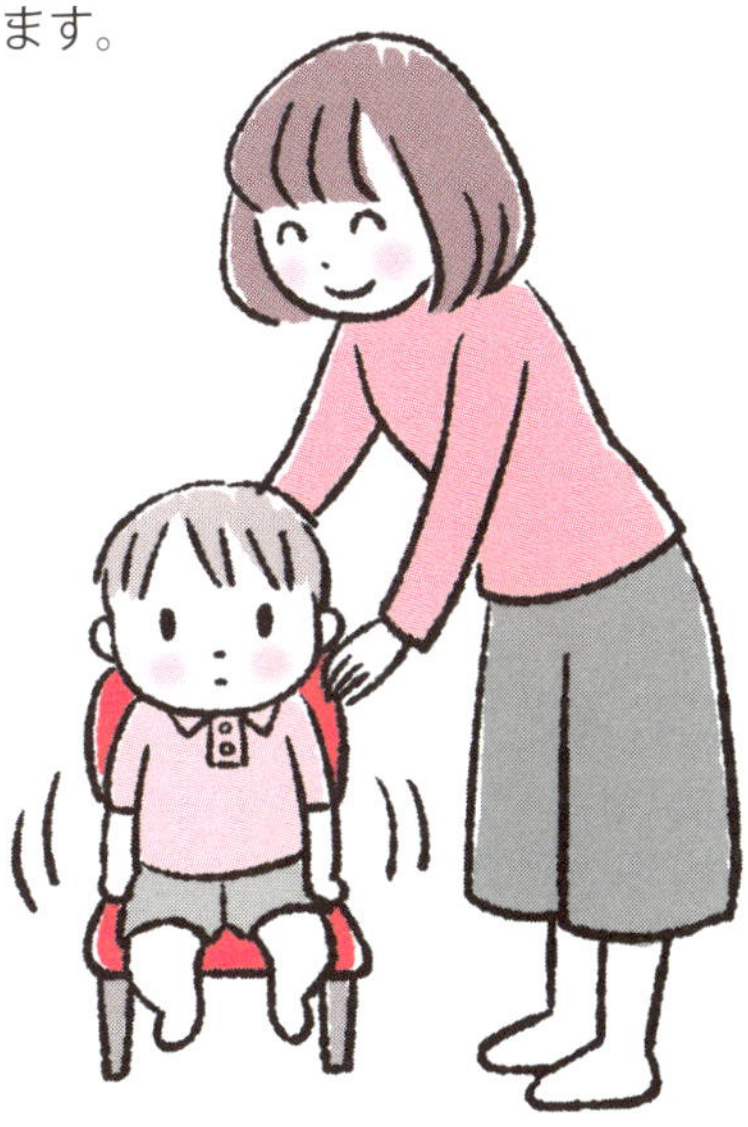

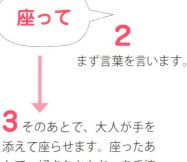

口を動かす遊びや体操をいっぱい

水をプッと出す

水を流し出すのではなく、口をすぼめて「プッ」と勢いよく吐き出します。（2～3歳）

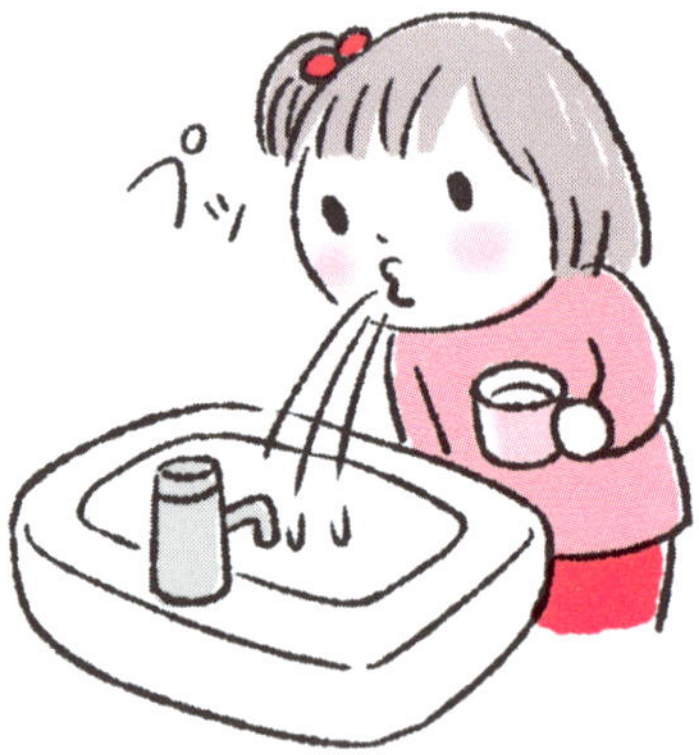

ストローで吸って吐き出す

水をストローで吸い上げてからプッと吹き出します。ときには水をストローで飲むようにするといいでしょう。

このほかにも

- ティッシュペーパーを吸って顔につけます。落とさないように。
- ストローを水の中に入れてブクブク泡をつくります。
- ティッシュを顔の前にたらしてフーフー吹きます。
- 風車を吹いて回します。
- 吹き戻し（吹くと長細く紙が伸び、息をとめるとクルクルッと戻ってくるおもちゃ）を吹きます。
- すいかの種を「プッ」とお皿に吹き出します。
- ブクブクうがいをします（2歳半ごろから）。
- 熱い飲み物をフーフー冷まします（3歳ごろから）。
- ガラガラうがいをします（4歳ごろから）。

ピンポン玉ボート

タライに水を入れ、ピンポン玉を浮かべます。口でフーフー吹いてピンポン玉を相手の陣地に入れます。（3歳）

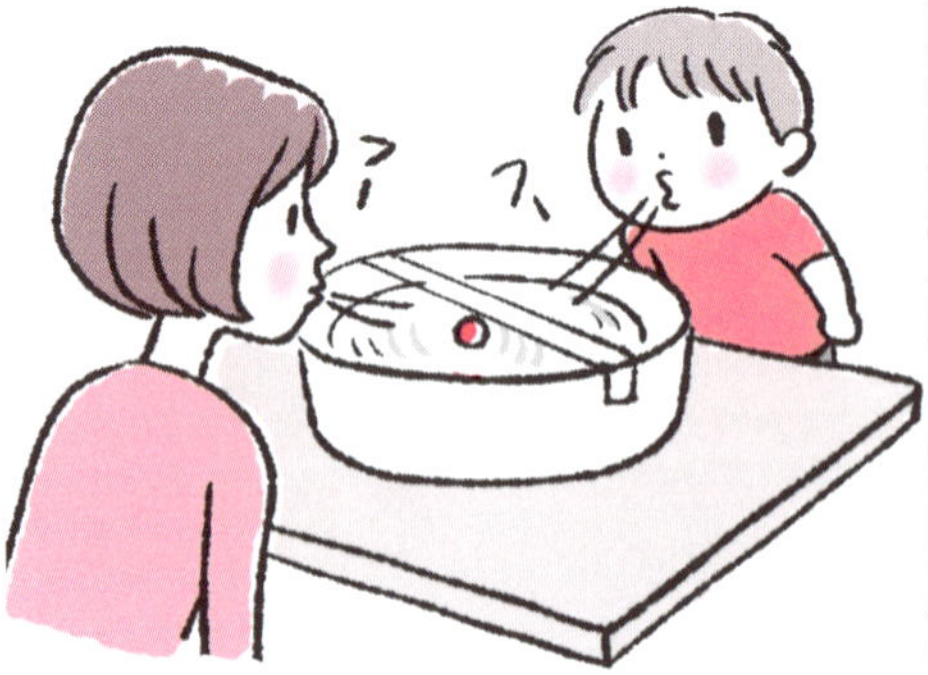

こんなことが気になります

例

- 二歳になったのに言葉が出ない
- なにを言っているのかはっきりしない

舌の体操

舌をベーッと出して、上、下、右、左に動かします。

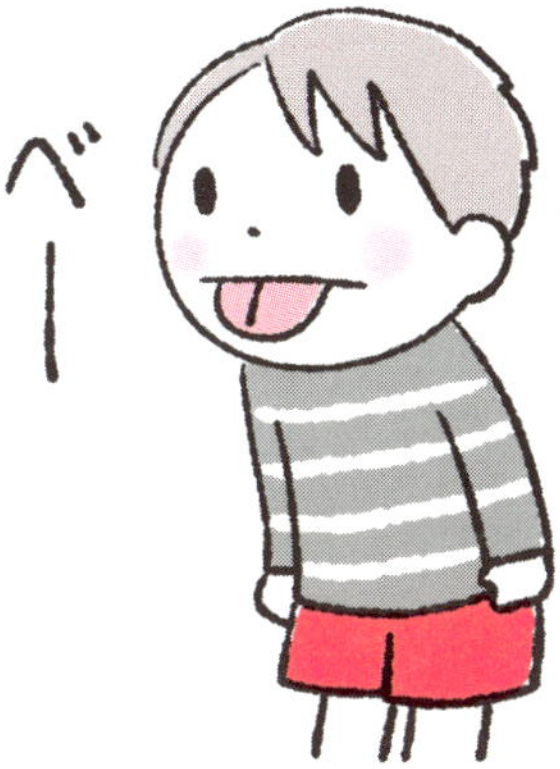

このほかにも

鼻の頭におかしのカケラをつけて、舌でとれるかな。

しゃぼん玉

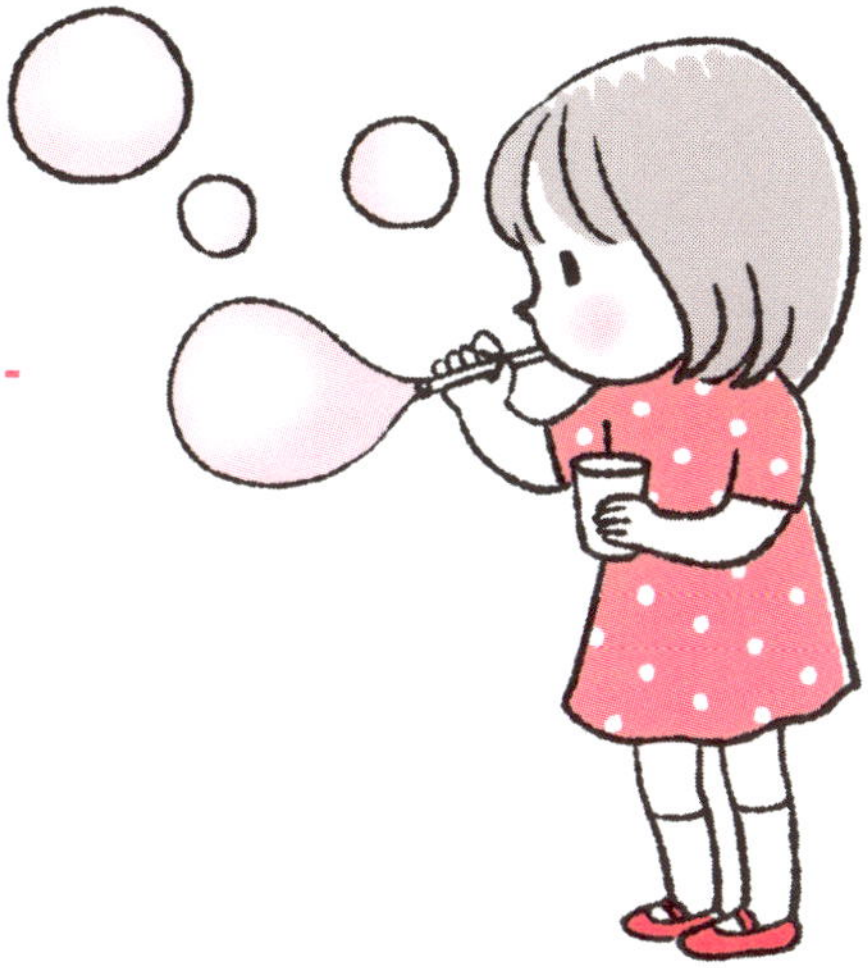

息の量を調節しながら、ゆっくり吹く遊びです。（3～4歳）

あいうえお

大きな声で「あいうえお」をゆっくり順番に言います。口をしっかりあけて、はっきりとした発音で。遊び感覚で大人も一緒にやりましょう。うまく言えなくても、ほめてあげましょう。

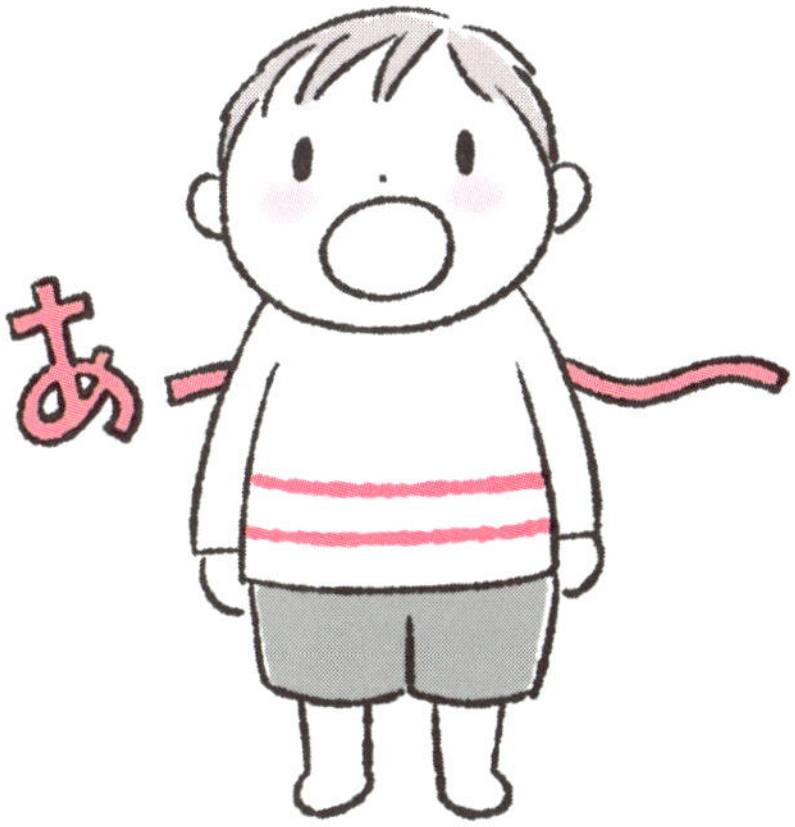

二歳をすぎても言葉が出なかったら

個人差がありますが、二歳をすぎても言葉がまったく出なかったり、発音が悪かったりしたら、口まわりの体操をしましょう。口まわりの筋肉の発達が未熟なために、構音障害が生じることがあります。

出ている音を中心に発声し、母音の発声、音を伸ばす練習などをします。おもちゃのマイクを使って遊び感覚でおこなってもいいでしょう。正式な構音訓練は五歳ぐらいからになります。

column

睡眠障害は環境を見直すところから

赤ちゃんのうちの、眠りに誘う環境

照明

明るさも眠りを妨げる

温度

夜中に目が覚めてしまうとき、温度が高かったり低かったりしていないか確認する

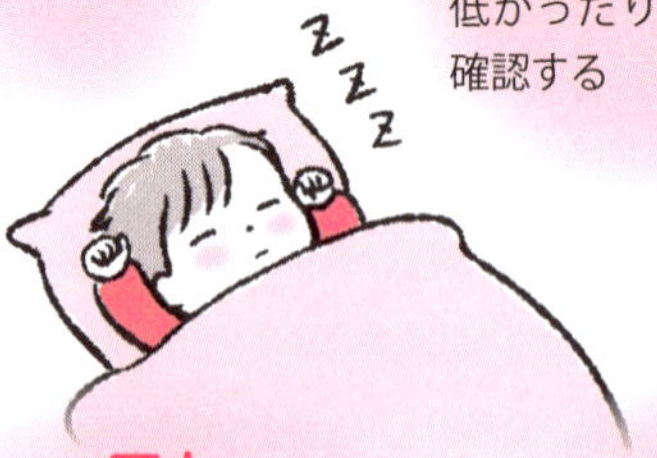

圧力

ふとんの重さがある程度あるほうが眠りやすい子もいる。逆に圧迫感を覚える子もいる

振動

軽くゆすると眠りにつきやすい

さらに眠りやすくするには

- 日中はしっかり活動
- 大人も寝る
- テレビは消す
- 睡眠リズムをつくる（毎日同じ時刻にふとんに入れる）
- 昼寝をしすぎない

生活リズムを整えておこう

赤ちゃんの睡眠障害には、睡眠時間が短い、夜泣き、睡眠前後にきげんが悪い・あばれるなどがあります。まず、落ち着いて眠れる環境になっているかどうかを見直しましょう。

二歳ごろになると、昼間は目覚め、夜間は眠りとおすようになります。それまでに生活リズムを整えておくことが大切です。朝は光をとりいれ、日中にはしっかり活動し、活動と休息のサイクルをつくりましょう。

感覚過敏があるかもしれないので、手足や背中を軽くマッサージしたり、足先をふとんから出しておくと寝られることがあります。

3 気持ちのコントロールができる子に

こちらの制止をふりきって、
いきなり道路にとび出したり、
乱暴な言葉づかいや行動をしたり、
どうして聞き分けがないのでしょう。
じつは、感覚過敏やストレスに弱いなど、
本人なりの理由があるのです。
まず大人は落ち着いて
適切な言葉づかいや行動を示しましょう。

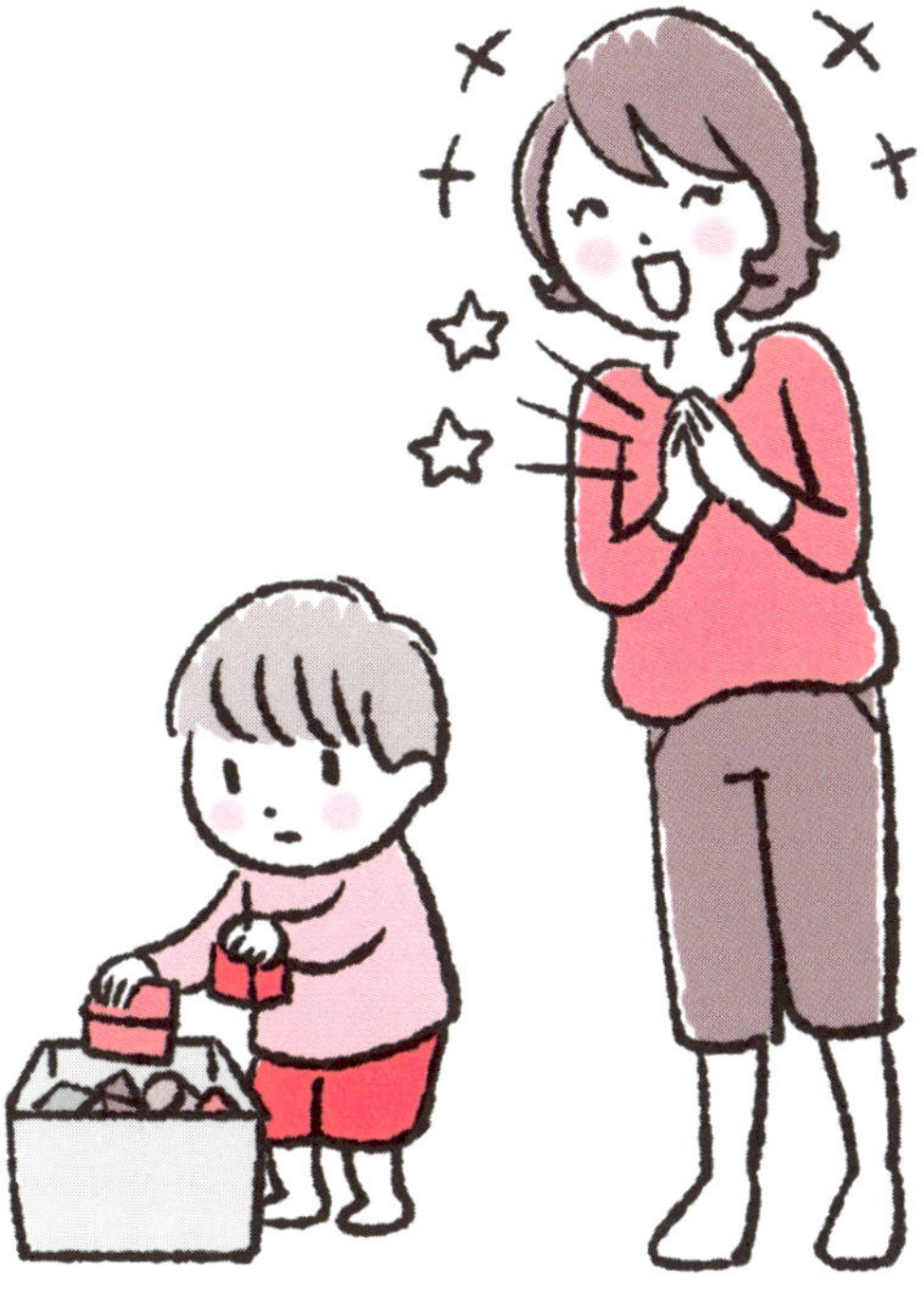

エピソード3

散らかし放題で乱暴だと思われていたCくん

片づけなさいというと、ブロックでも積み木でもガチャンガチャンと投げ込む。「静かにね、そっとだよ」と言っても、聞こえないかのようだ

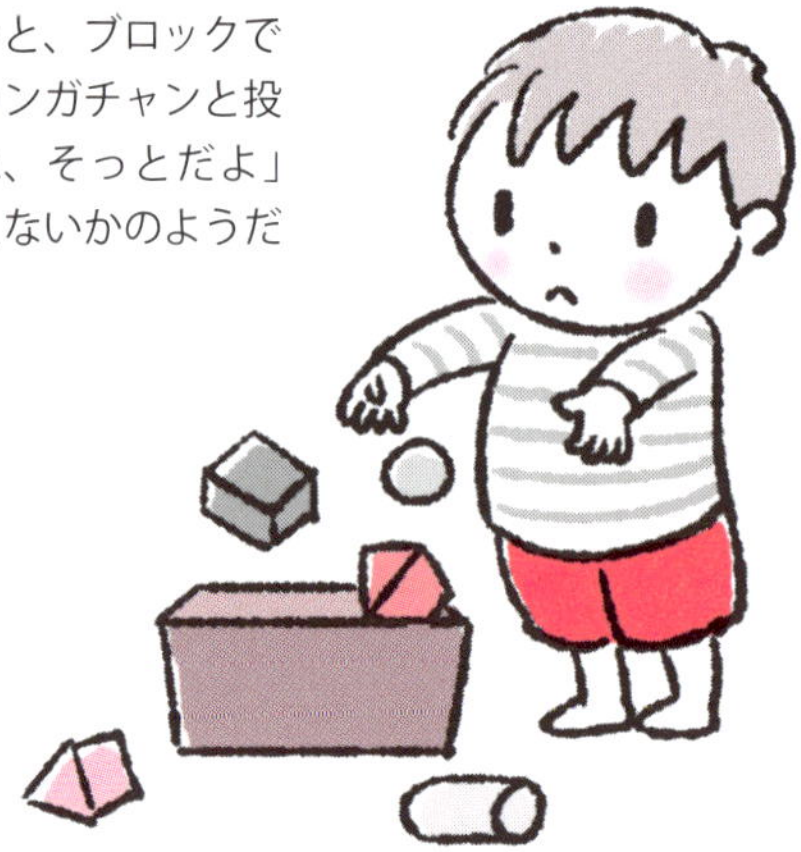

よく見ると、箱の上のほうで積み木を手から離している。集中力が続かないのだとわかった

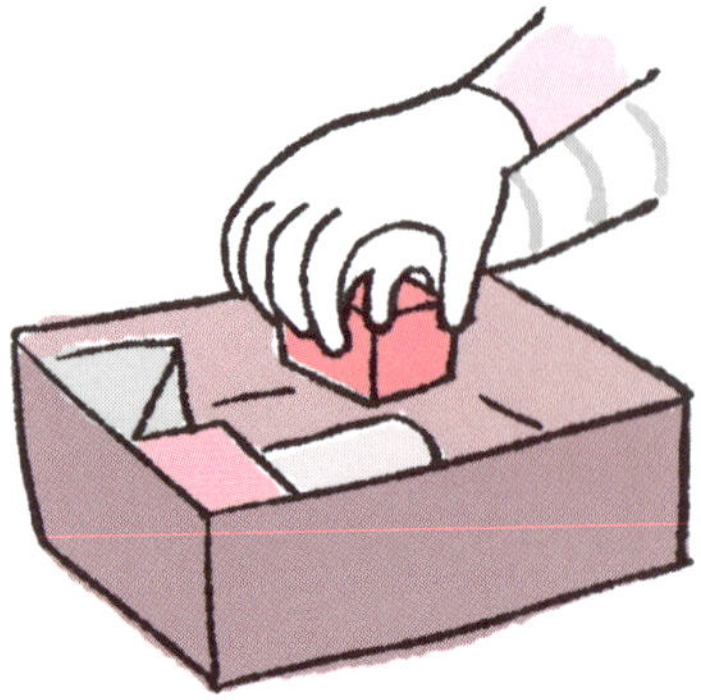

積み木ごと手を持ち、「そっとね」と箱の底まで誘導する。言葉だけではなく、どうやったら「そっと」になるのか、手を添えて体感させ、それをほめることが大事

●二歳六ヵ月の男の子
●物の扱いが乱暴

おもちゃを片づけるとき、箱に投げ込むCくん。乱暴な子だと思われています。

そこで積み木ごと手を持って、箱の中まで引っぱりました。すると自然に膝が曲がります。「そうそう、お膝を曲げてね」。底のほうで手を離すと、Cくんの手も開き、積み木がコトンと箱の中に。「上手上手、静かに入ったね。そっと入れたね」とパチパチッと手をたたいて、積み木をひとつ渡します。Cくんがまた投げ込もうとしたので、同じように積み木ごと手をつかんで箱の中へ。

三回くり返したら、次に積み木を渡したとき、Cくんは自分から箱の底にそっと積み木を置いたのです。思わず拍手して「そっと置けたね」と大絶賛しました。

エピソード4

みんなと一緒の部屋にいられないDくん

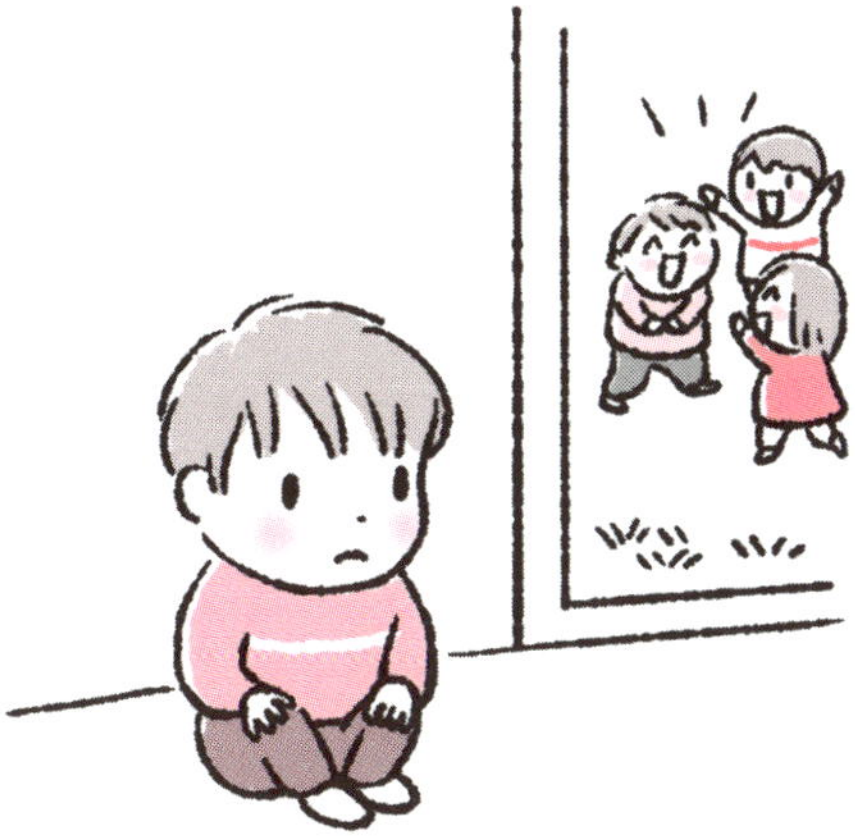

みんなと同じ活動ができない。部屋から出ていって、園庭につながる廊下の入り口で座り込んでいることも

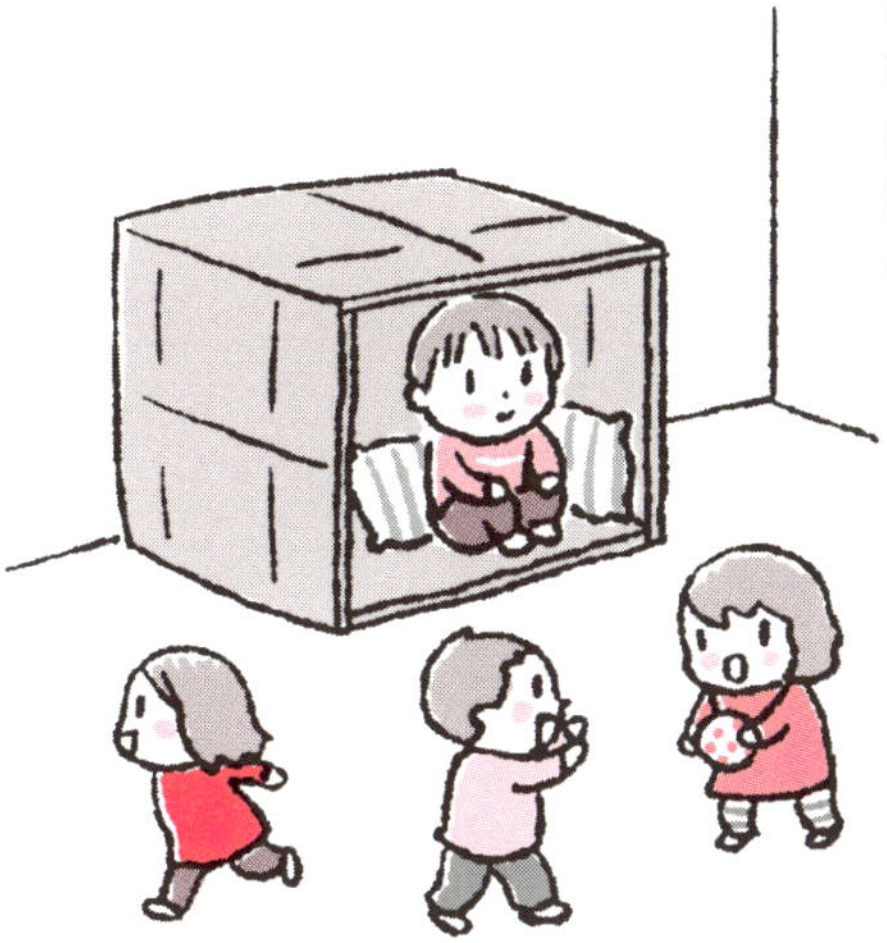

段ボールでつくった小さな部屋。中にクッションを置いて、気持ちよくいられるようにした。おもちゃや本は持ち込まず、遊びの部屋にならないように注意した。カーテンをつけるとさらに落ち着く

部屋に人がいたら、静かに見守ってあげようと、みんなでルールを決めた

●三歳二ヵ月の男の子
●部屋から勝手に出ていってしまう

Dくんは気が向かなくなると部屋から外へ出てしまいます。部屋から出ると、みんなのやっていることがわからなくなります。

部屋の中に段ボールでDくん用の小さな部屋をつくることにしました。Dくんに名付けてもらったら、シマシマのクッションがあるので「シマシマの部屋」に。「外に行きたくなったら、シマシマの部屋に入っていいよ」とDくんに伝え、外に出ていっても付ききりにならず、少し離れて見守りながら、部屋に入るように誘導しました。

小部屋に入っても、みんなと同じ部屋にいるので、先生やみんながなにをしているのかわかります。おもしろそうだと思うと部屋から顔を出し、はい出てきて、自分の席に座るようになりました。

不注意

短時間なら集中できるかな

こんなことが気になります

例

- 行動が乱暴に見える
- 気が散りやすい
- 言われたことがなかなかできない

片づけに集中

「早く片づけなさい」だけでは、どうしていいかわかりません。「車はこの箱に入れよう」「ブロックはこのかごね」と、具体的に伝え、大人が一緒に入れてあげます。

　最後のひとつは、子どもが入れるようにして、「やった〜」とほめましょう。

着替えに集中

　服の着替えや片づけなどが、なかなか行動に移せない子がいます。「一〇数えるうちにできるかな」と声をかけ、「よーい、スタート。一、二、三……」と、ゲーム感

ないない

「ひとつ出すならひとつしまう」がルールです。しまうことに興味をもちつづけられるよう、楽しい遊びにしてしまいます。「ないない」と言って片づけ、できたら大人はややオーバーに喜んで、「できた」とほめましょう。

このほかにも

- 空のペットボトルを並べてボウリング。ボールを転がすときに、当てようと集中します。
- 床に薄い積み木を並べていって、ドミノ倒し。並べる途中で倒さないように集中します。

! アドバイス

　おもちゃ箱に、なかみの写真を貼っておくといいでしょう。どの箱になにを片づけるかが、すぐにわかります。

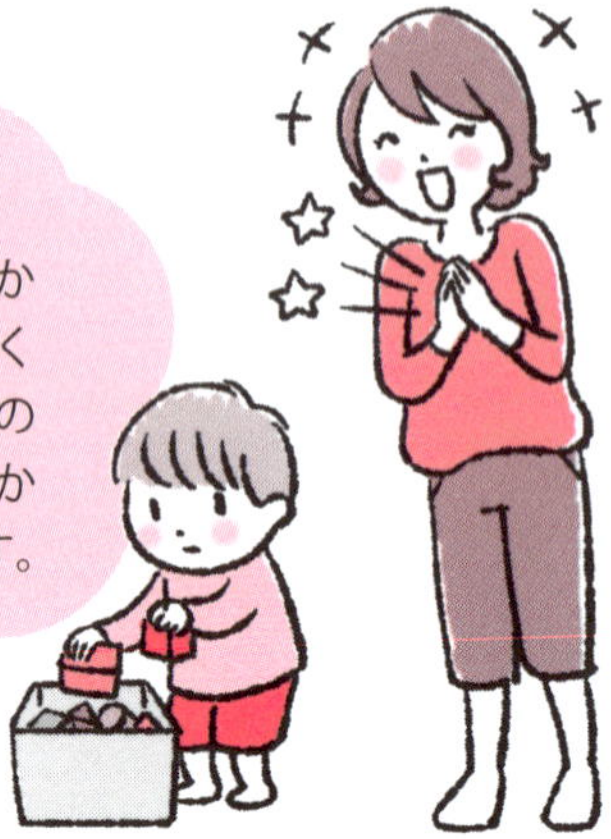

覚でカウントしましょう。すると、あら不思議。あっという間にできてしまいます。

終わることに集中

遊びをすぐに終わらせることができない、切り替えの苦手な子がいます。「○時に終わるよ」とあらかじめ伝えておき、二〇分前になったら「あと二〇分だよ」。一〇分前に「あと一〇分だよ」。五分前には「あと五分だよ」。時間になったら、「はい、終わり」。

こころの準備が大切です。タイマーを使って、ピピピと鳴ったら終わりという合図を決めておくのもいいでしょう。多少時間がかかっても、約束どおり終わらせられたら、ほめましょう。

風船飛ばし

薄い布を2人で持ちます。その布の上に紙風船を乗せておきます。布をふんわりふくらませるように膝を曲げて布を下げていくと、紙風船がふわっと宙に浮きます。落とさないように飛ばしましょう。

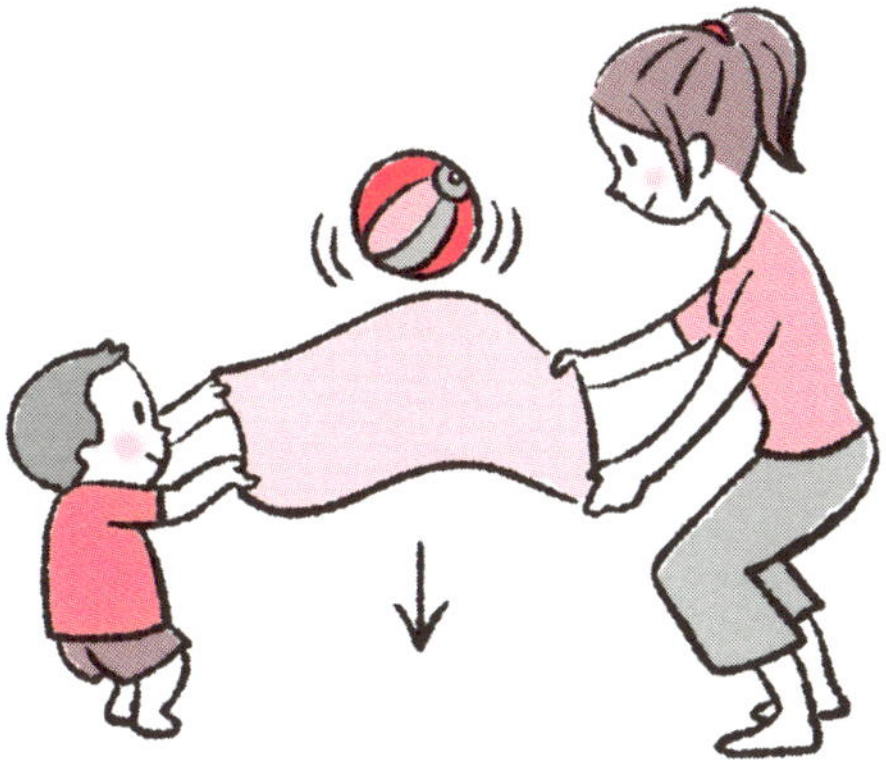

聞くことに集中

大人が、伝え方を工夫しましょう。

- 多くを伝えず、一度に1〜2個。
- よけいなことは言わないで、要点を。
- 具体的に言う。
- 手を添えて実際の行動で伝える。
- 大人のつごうで言わず、「はい、聞いてね」と注意をひきつけてから言う。
- 写真や絵カードを併用して視覚的にも。
- 短く、はっきり、メリハリつけて。

園では

- 全体への指示のあと、個別に再度声をかける。
- 音楽、カード、旗などを使ってわかりやすく。
- 友だちに声をかけてもらう。
- 自分の持ち物には同じシールを貼っておく。
- 年長さんでは、ときどき持ち物管理を。整理ボックスやファスナー付きの袋を使って。

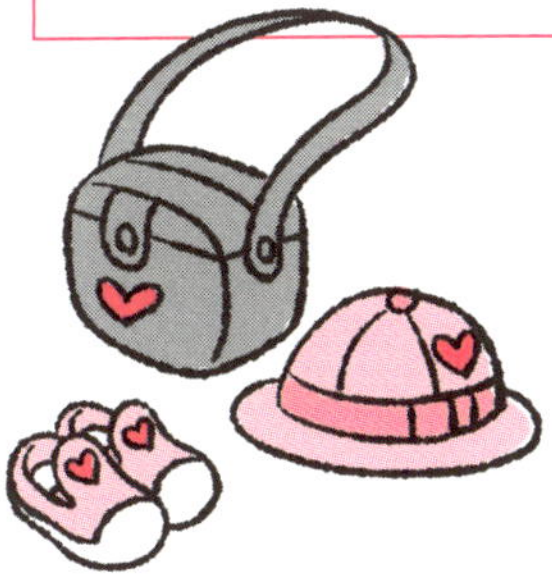

多動 1 よけいなことは見えないように

食事に集中

食事中に立ち歩かないように、座卓よりいすに座るようにします。大人もいすに座り、テレビは消し、食事に集中させます。食べやすい食器や、手ふき用のぬれぶきんを用意します。

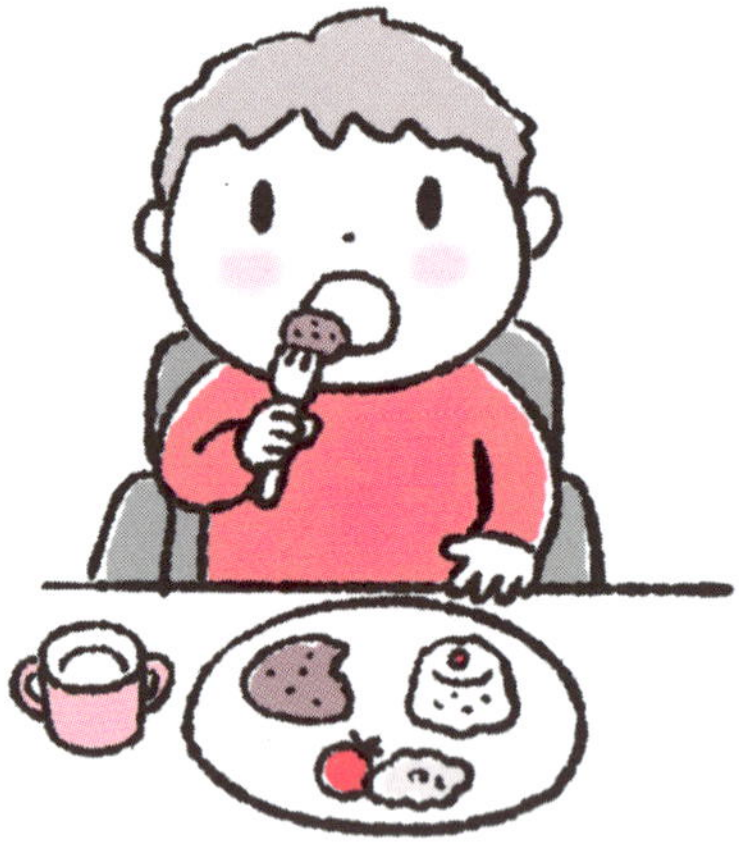

手すりつきのいすに座らせる

食事に必要な物以外を置かない

！アドバイス

食事中に立ち歩いたら、席に戻して食べさせます。追いかけて食べさせないこと。どうしても、いすから降りるなら、「ごちそうさま」をさせます。

遊びに集中

物がたくさん出ていると、いろいろな刺激に気をとられ、注意散漫になり、集中力がなくなります。次のおもちゃを出す前に、出ているおもちゃを片づけます。「こっちで遊ぶなら、これは片づけよう」と言って、片づけたら「上手に片づけたね」とほめて、次のおもちゃを出します。

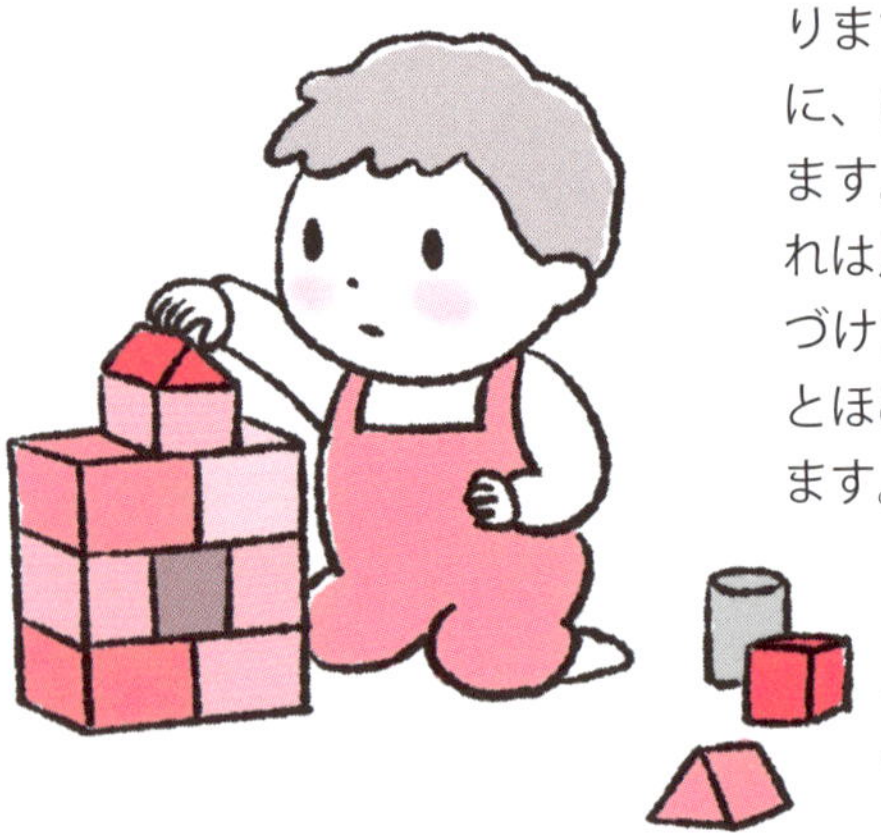

今遊んでいる物以外の物は片づいている

こんなことが気になります

例

- 食事の途中で座っていられない
- 勝手にどこかに行ってしまう

安全を確保し、勝手な行動をさせない環境に

元気なのはよいことですが、度がすぎると、ケガなど危険なこともあります。勝手にとび出さないよう部屋の出入り口に止め具をつけ、出入りの際には大人に声をかける習慣をつけましょう。安全確保が第一です。

気が散らない環境づくりをしましょう。そのときしている活動に必要のないものはしまいます。

おもちゃを次々に出すけれど、気が散って長く遊べない子がいます。ひとつ出すならひとつしまう、をくり返しましょう。片づける習慣がつき、ひとつのおもちゃで長く遊ぶようになります。

一定時間座る習慣をつくるには、座っていると楽しいことがあるように工夫します。座っている時間は、タイマーを使うなどして少しずつ延ばしていきます。

手のつなぎ方は

いきなり走り出す子は、手をつないで歩きます。「一緒」と言いながら並んで歩くように意識させることが大切です。すぐに手がすりぬけないように、手のつなぎ方を工夫します。

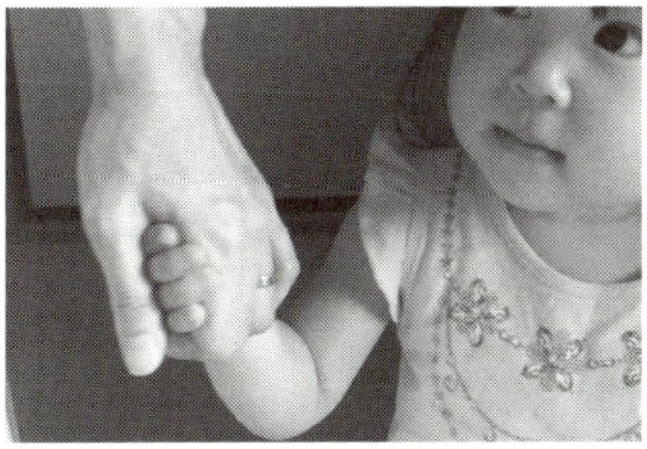

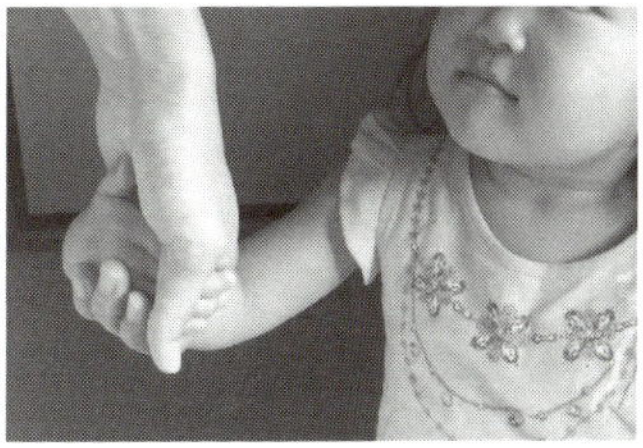

危険なときには、大人がくるっと手首を返すと、子どもの動きをセーブできる

座る練習

好きなことを短時間、座っておこないます。次に、楽しくない課題を少し、座ってしたら、そのあと好きな遊びをしていいことにします。立つときは「おしまい」と言ってから立つルールにします。

！注意

止めるときには「ダメ」と言わないで

動きまわるときに注意するなら、「ダメ」ではなく、やってほしいことを言います。「走ったらダメ」ではなく、「歩こうね」です。

バッテンカード

おしゃべりも多動のひとつ。園では、先生が話している間は、お口バッテンカードを示します。先生の質問に答えさせるときは、手を挙げるカードを示します。そのカードの指示で、手を挙げ、当てられたら答えるようにします。（４歳ごろから）

多動❷ 動きをピタッと止めて遊ぼう

こんなことが気になります

例

● じっとしていない
● 落ち着きがなく動きまわる
● 姿勢がくずれやすい

ガリバー

童話のガリバーになる遊びです。両手を開いて仰向けに寝ます。そのまま、じっとして大人が 10 秒数えます。できるようになったら 1 分に挑戦を。

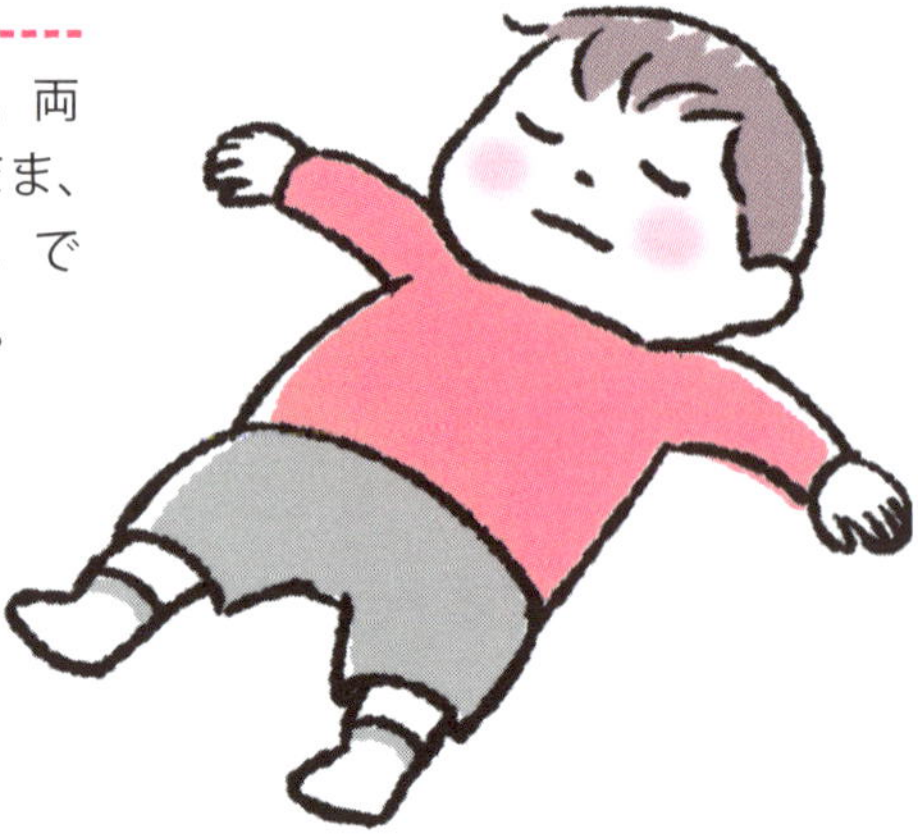

こんな遊びも

- だるまさんがころんだ
- 音楽に合わせておこなうリズム運動。（アンパンマンたいそう、ドラえもん体操など）

走りつづけるＥくんの場合は……

２歳６ヵ月のＥくんは、かけっこのあとでもずっと走りつづけるなど、常に体の一部が動いています。小声で「シュッポシュッポ到着です」と言いながらぐるぐる回りつづけたり、着替えのときに「お洋服とります」とオウム返しのように言いつづけたりしています。下記のような対応をしました。

❶いきなり止めず、「あと 10 数えたら、走るのは終わりでーす」と予告する。

❷オウム返しではなく独り言と考えられ、頭の中に浮かんだことが言語化して表出される。→お口バッテンカードを見せたり、軽く口にふれたりして、自分の口が動いていることに気づかせる。

❸言語化することでやるべき作業を確認している。→作業が頭に入ればいずれ言わなくなる。

❹言われたことが理解できず、オウム返しのようにくり返す。→わかりやすい言い方にする。やるべきことを大人がやってみせる。

最初からすべてを制止するのではなく、大きな声や周囲が困る場面の制止から徐々に進めます。

トンボ

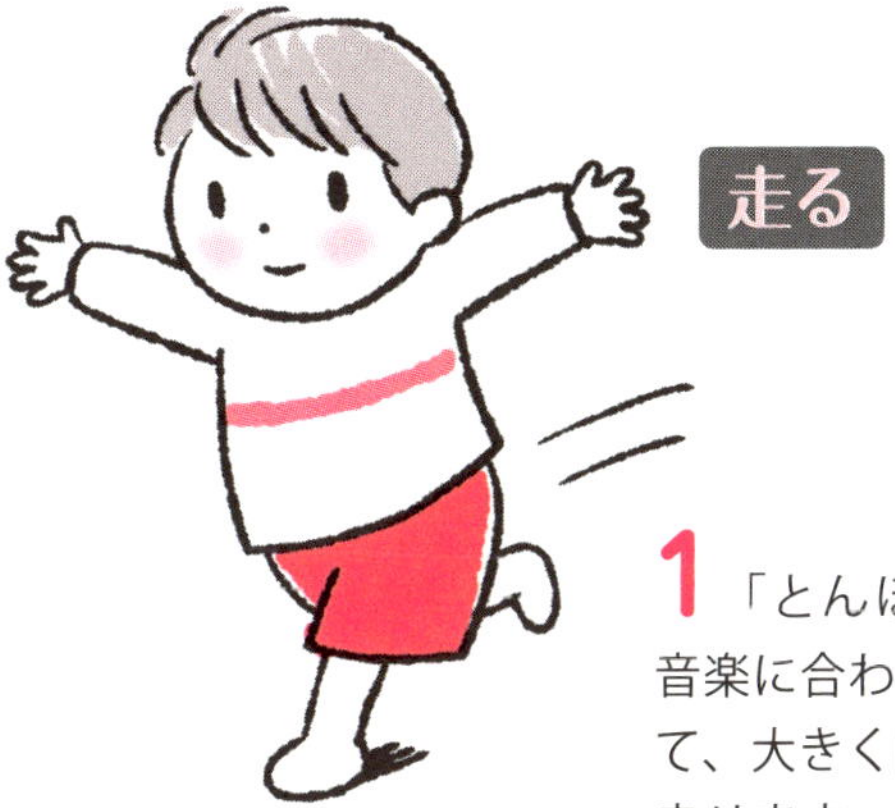

1 「とんぼのめがね」の音楽に合わせ、両手を開いて、大きく円を描くように走ります。トンボのようにスイーッと。

2 音楽が止まると、両手を広げたまま片足立ちで止まります。トンボが木の枝に止まっているように。

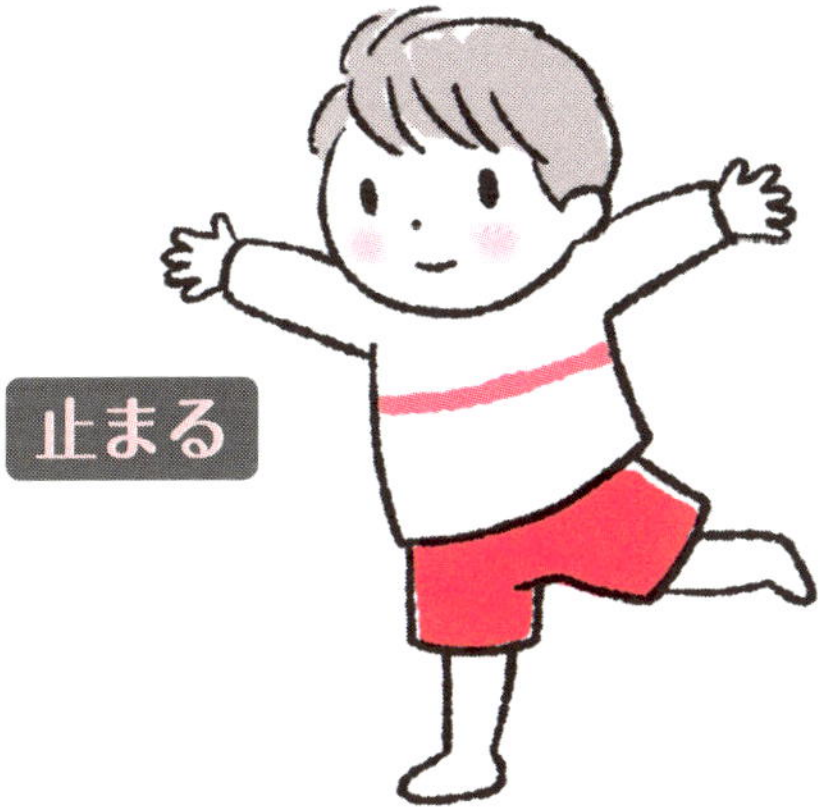

！アドバイス

発達障害があると、姿勢を保つのが難しいことがあります。トンボのようなリズム運動は、行動のコントロール力に加え、体幹をきたえることができます。グニャグニャした姿勢の改善に役立ちます。

こんな遊びも

- 線を引いておき、走っていって線上でピタッと止まります。
- 床に丸、三角、四角などを大きくかき、鬼になった大人が「三角」と言うと、子どもたちは三角の陣地に逃げます。

音楽に合わせて動くような遊びを

多動には理由があります。じっとしていられない、感覚過敏で耐えられない、興味やこだわりが強い、言葉で言えず動きで表現する、などです。

原因によっては取り除くことができますが、自分の体を自分でコントロールできるようにしましょう。「スタート、ストップ」など、大人が指示を出しながら、音楽に合わせて、体をコントロールする遊びをします。毎日一定時間おこなうことで効果が出てきます。

時間を決めて遊びきちんと終わらせる

遊び時間を決め、時間がきたら終了です。園では、全員が部屋に入るなど、決められた時間に決められた行動をします。「あと三〇数えたら終わりだよ」と、予告することも大切です。

衝動性
ダメなものは「ダメ」とぶれない

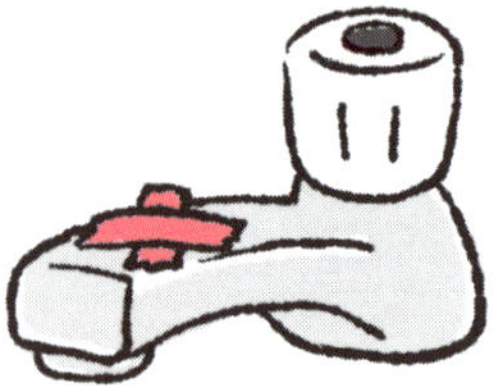

×をつける

蛇口を見ると水遊びが止められなくなるので、見えないようにカバーをかけるか、ビニールテープで×をつけます。×がついていることはやったらダメというルールが理解できるように。大人が負けて、「今日だけ遊んでもいいよ」とぶれないこと。

行動を止めてはっきり言う

たたいている手やけってくる足をぎゅっとつかんで「たたかない！」「けりません！」と厳しい顔できっぱり言いましょう。

↓

すぐに、なぜそのような行動をとったのか、「どうして？」と気持ちを聞きます。

↓

気持ちを受け止め、そのときに合った言葉を教えます。「待って」「ママ、聞いて」など。

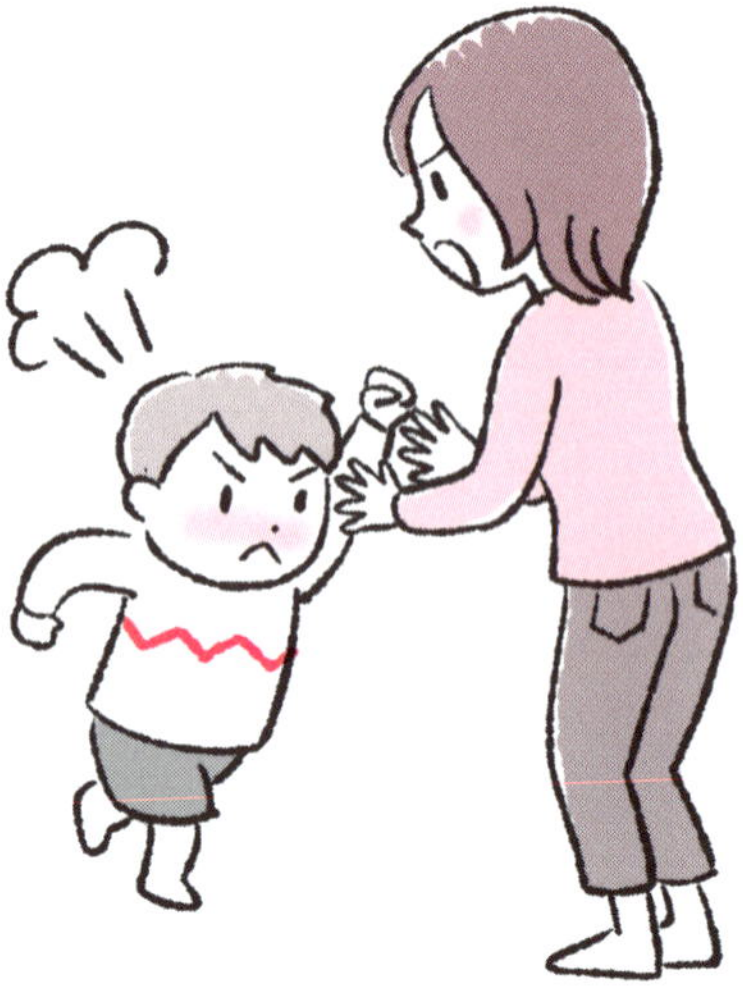

！アドバイス

上記の順番は大切です。先に気持ちを聞くことを優先すると、子どもはたたいたりけったりした行動を含めて自分を受け止めてもらったと思います。気持ちを聞いてもらうためには、たたくことが有効だと思ってしまいます。まずは、いけない行動はきっぱり止めて。

！注意

たたかない

パニックを起こして暴力をふるう子に対して、痛みを知らせるためにたたくという人がいます。絶対にしないでください。人をたたいてもいいんだと子どもに思わせることになります。

例

こんなことが気になります

- 友だちをたたく、ける
- 触ってはいけないものに触る
- 思いどおりにならないと怒る

静かに待つ

大人は感情的にならないように落ち着くのを待ちます。親もクールダウンの意味でトイレに入ったり、冷たい水で洗いものをしたり。頭ごなしに怒ったり抑え込んだりしないで。

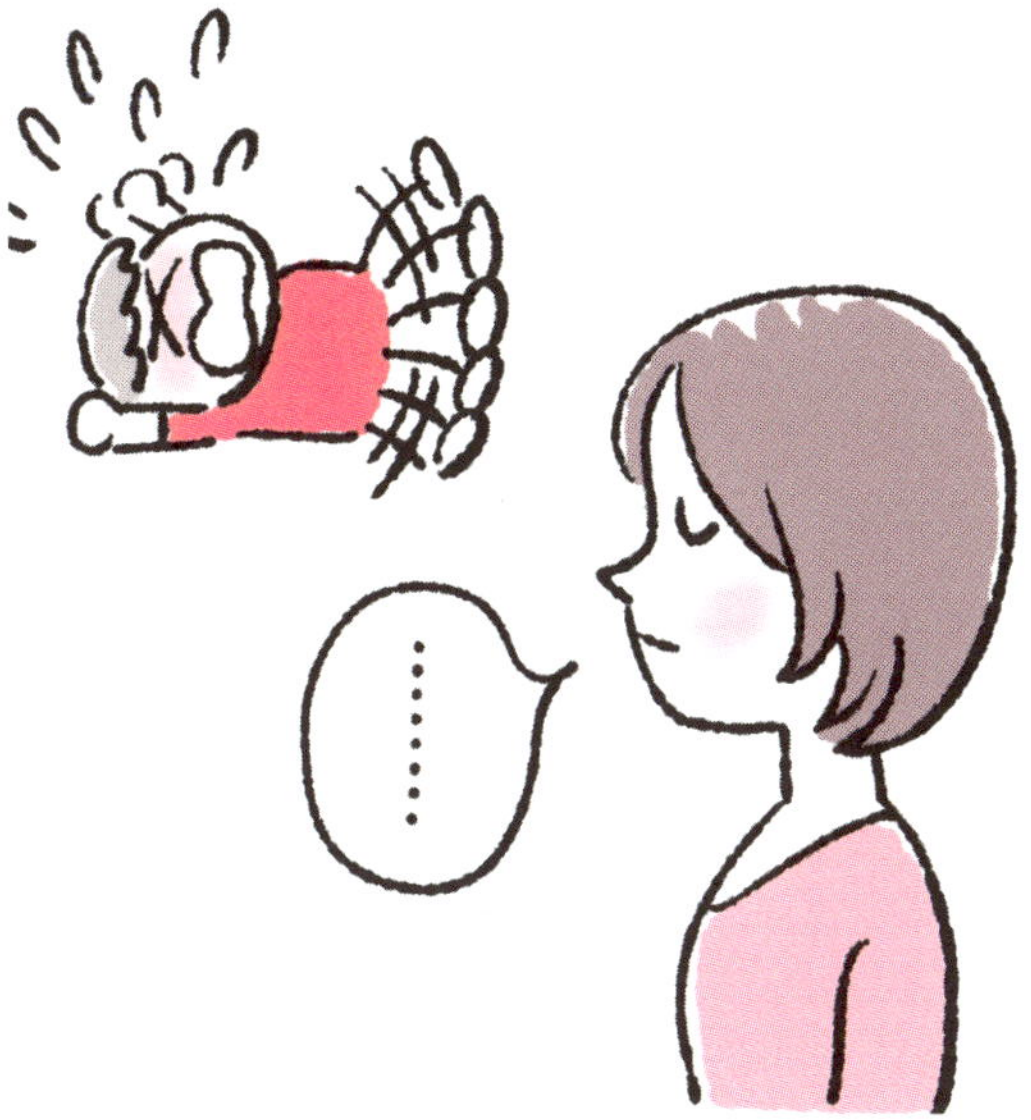

悪い言葉を使うときは

乱暴な言葉や人を傷つける言葉を使ったら「そんな言葉は嫌いです。使いません」とすぐに止め、適切な言葉に言い換えさせます。

直さないときは聞こえないふり。言い直したらにっこり笑って話を聞いてあげましょう。

見過ごさず、使いはじめに止めることがポイントです。言葉が荒れると気持ちも荒れ、行動も荒れていきます。

子どもも大人もがまんはえらい

衝動性の強い子はがまんが苦手です。やりたいこと、欲しい物が与えられないときに怒ったり泣いたり大騒ぎ。しかし、日ごろから少しずつ、がまんをする習慣をつけましょう。

大人も同じ。買ってあげたくてもがまん。なんでも買ってもらえる子はそれが当たりまえになって、喜びが半減します。買ってもらえない子は、お誕生日が待ち遠しく楽しみに。それだけ人生が豊かになるのです。

生活の中でも、子ども優先ではなく、あえて順番や待つことを教えることが大切です。

ルールを習慣づけて

思いどおりにならないとたたいたりけったりすることがあります。最初が肝心。手や足をつかんで制止します。そして「どうして怒ったの？」と気持ちを聞き、「○○したかったんだね」と共感し、「『貸して』って言おうか」などと正しい行動を教えます。

要求を聞いてしまうと、その場は収まっても、行動はエスカレートします。小さいから厳しくするのはかわいそうと思って見過ごすことも、問題を大きくさせます。行動も言葉も早めに抑えるほうがよい結果になります。

パニック
気持ちを切り替えられれば大丈夫

こんなことが気になります

例

- たびたびパニックを起こす
- パニックが長時間続く
- 気持ちが切り替えられない

体調不良

疲れ

睡眠不足

空腹

ほかの子どもの声

光

暑さ

こだわり

原因を取り除く

静かな環境をつくる、気温調節をする、衣服の調節をする、冷たい水を飲むなどの対応をします。

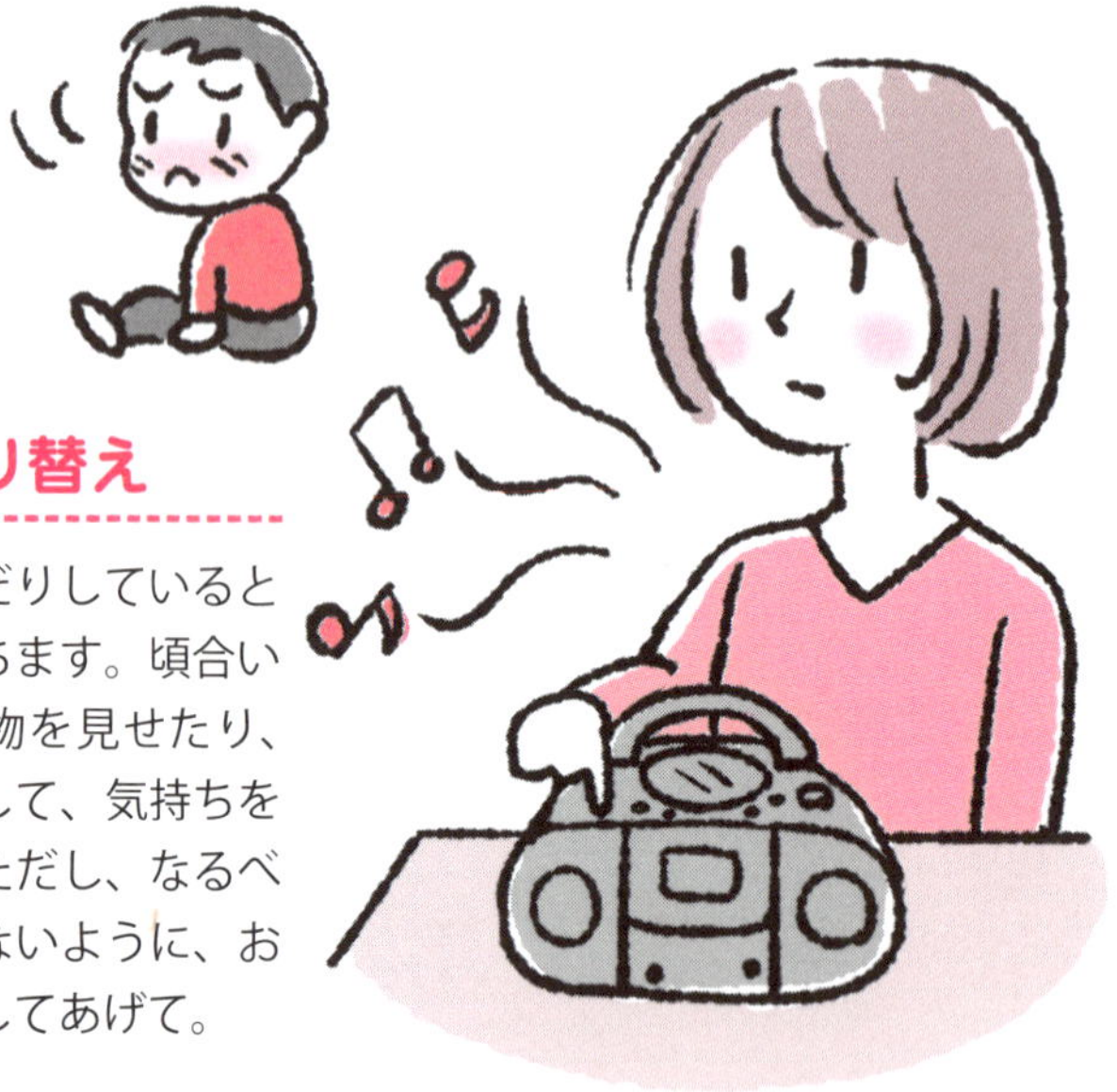

気持ちの切り替え

泣いたり騒いだりしているときは、静かに待ちます。頃合いを見て、好きな物を見せたり、音楽をかけたりして、気持ちを切り替えます。ただし、なるべくスマホに頼らないように、お母さんが相手をしてあげて。

↓

落ち着いて起き上がってきたら、「がまんできたね」とほめます。落ち着くことががまんなんだとわかるように。

こんな方法も

ぬれタオルで顔をふく、上着を脱がせるなど、体温を下げる

原因を見極めてできれば取り除く

赤ちゃんにもパニックが起こるのかと思うでしょうが、起こります。大声で騒いだり、泣き叫んだり、暴れたりが長時間続きます。

大人は手がつけられないと困りはてるでしょうが、まず、パニックを起こしている原因がないか見てください。可能なものは排除しましょう。

発達障害があると、がまんする力が弱く、ストレスに耐える力は健常児の六割ほどしかないといわれます。子どもによっては感覚過敏のため、大人が気づかない音やにおいが原因のこともあります。

また睡眠不足は体調に大きく影響します。しっかり睡眠をとらせましょう。

がまんがえらいと教えていく

パニックが起きている間は、要求には反応しないでください。次に起きたとき、要求がエスカレートしていきます。

少し大きくなってきたら、がまんの方法を教えていきます。クールダウンの場所を決めておく、方法を決めておくなど。「がまんがえらい」などと大人と約束しておき、がまんができたらほめます。

！アドバイス

衝動性、パニック予防の３原則

1. これから行く場所、終わる時間など、前もって予定を伝える
2. 終了時間は余裕をもって対応
3. 環境の変化に弱いので、新しいことには少しずつ慣らす

幼児期には

自分なりの方法を決めておきます。水を飲む、水で手を洗うなど、体温を下げる方法もいいでしょう。前もって予定を知らせておくことも、パニックの予防につながります。

こんな方法も

- お母さんやお父さんと約束して、がまんのお守りを持つ
- 一緒に７つ数えてみる
- 一緒に深呼吸をする

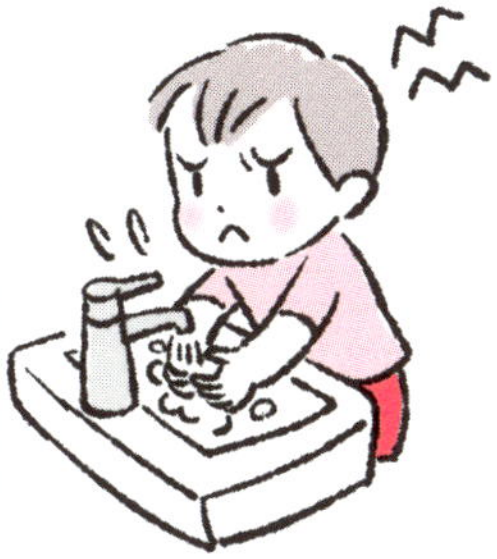

クールダウンコーナーへ行く

その子なりのクールダウンコーナー（落ち着く場所）をつくっておくといいでしょう。園では、４歳ぐらいになったら、パニックを起こしている子どもに「○○のお部屋に行く？それともこのお部屋にいる？」と選択させます。この部屋にいると言うなら、静かにするように約束します。

こだわり1
一緒にぴょんぴょんとべば楽しい

こんなことが気になります

例

- くるくる回るなど同じ動作を続ける
- うれしいとぴょんぴょんとびはねる

落ち着かずにくるくる回るなら

1 子どもと一緒に走ります。ころあいを見て、「ストップ」とじゃまをします。

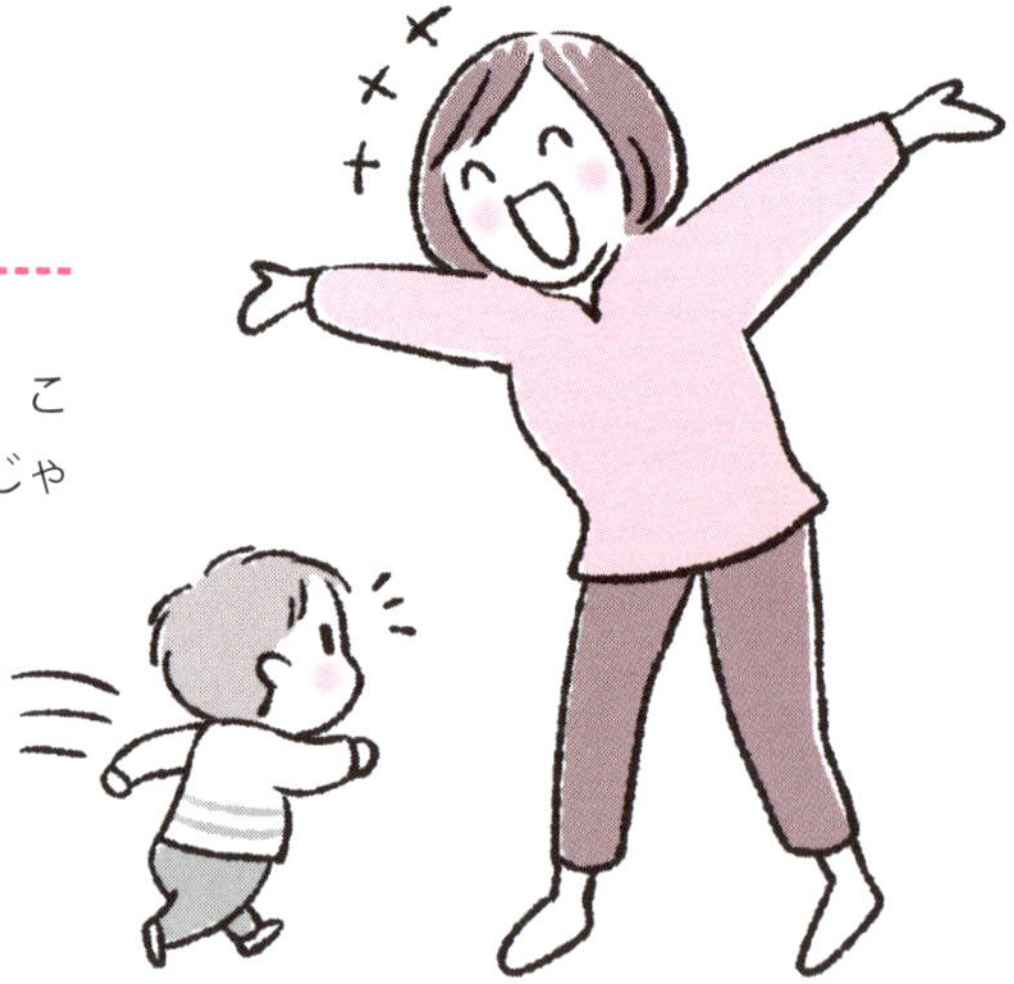

2 すぐに手をつないで「スタート」と走り、「ストップ」と言って止まり、またスタート。スタートとストップの声をかけて遊びにします。

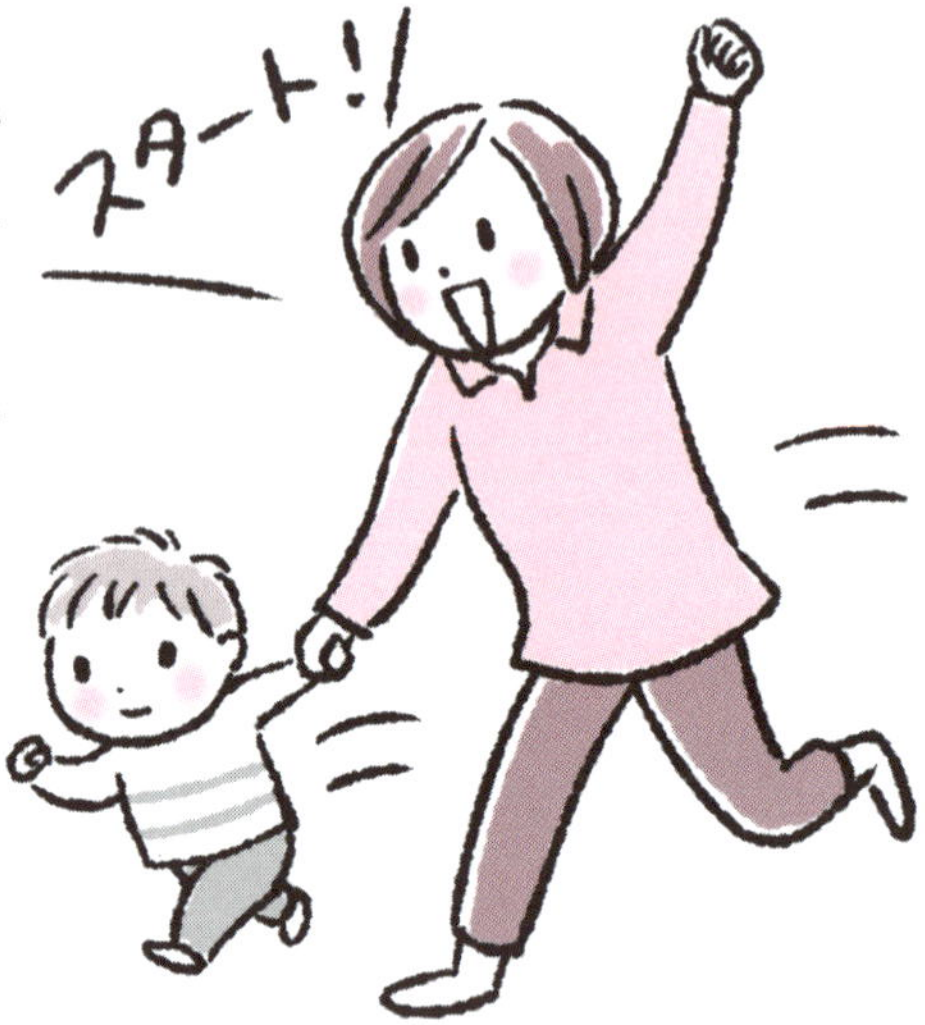

このほかにも

くるくる回っている子どものそばで、大人が車を持って「ブッブー」と楽しそうに走らせます。欲しそうに寄ってきたら、「貸して」の身振りを教え、その身振りをしたら、代わってあげましょう。

ぴょんぴょんとぶなら

1 子どもと手をつないで、「ぴょんぴょん」「1、2、3」などと笑顔で声をかけながら、一緒にとびます。

2 ころあいを見て「ストップ」と言って止め、すぐに「スタート」。これをくり返して、子どもの動きを徐々にコントロールしていきます。

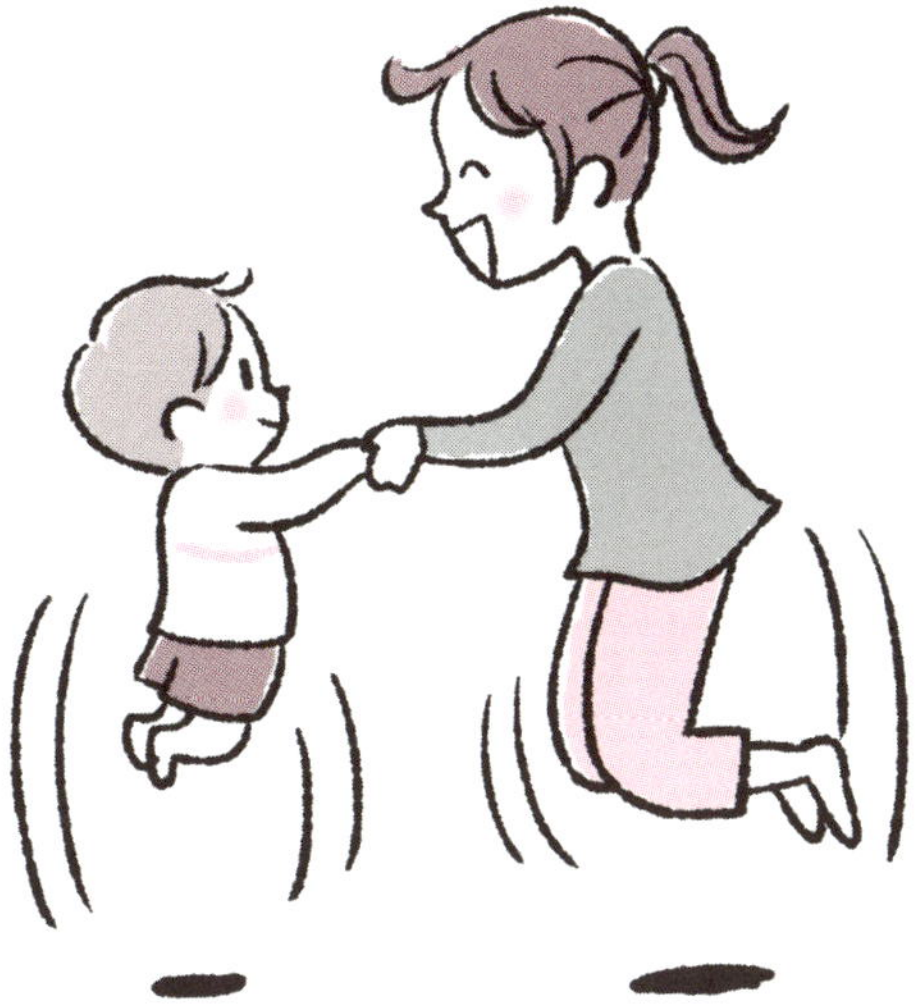

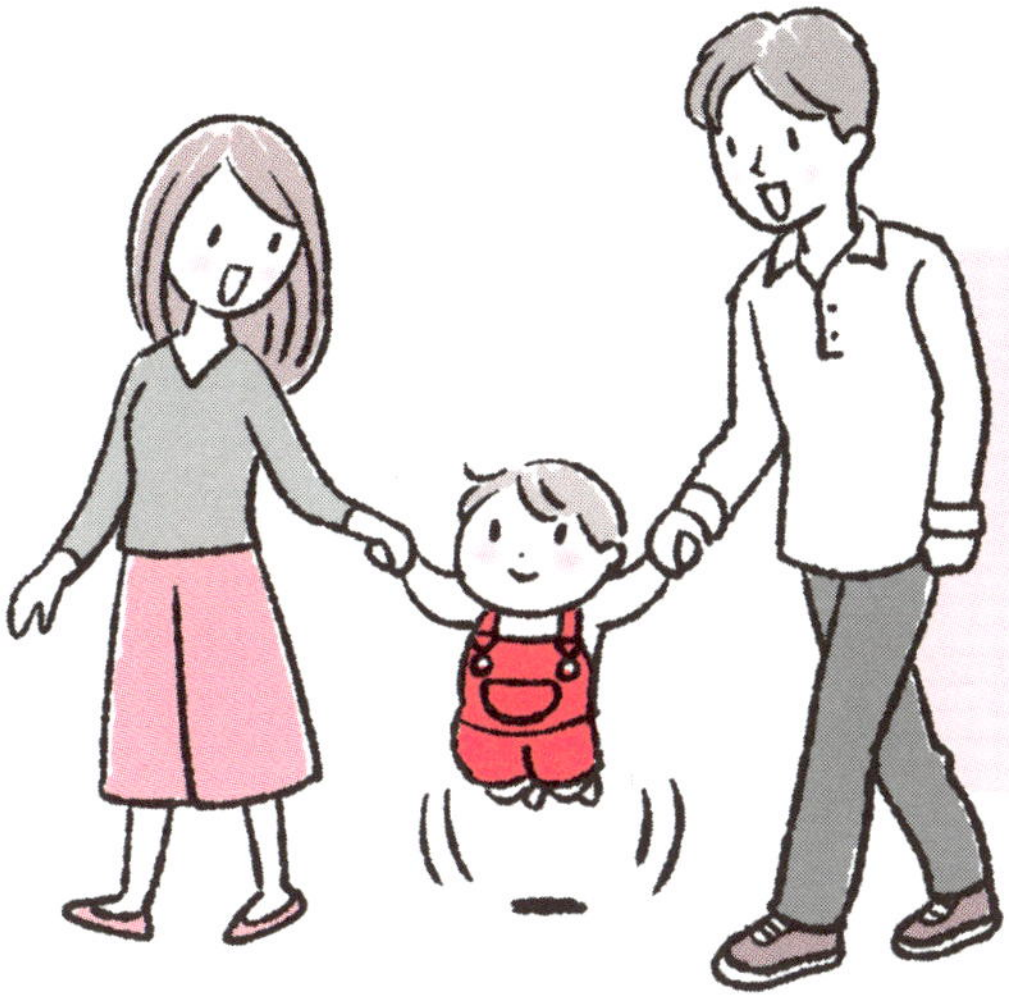

このほかにも

大人が2人で両側から子どもと手をつなぎ、「1、2、3、ぴょーん」と子どもを持ち上げます。数回やったら、子どもの反応を待ちます。「もっと」「やって」という身振りや言葉が出てきたら、くり返して遊びます。

物や動作から人へと興味を広げる

同じ動作を続ける（常同行動）のは、暇、やることがない、興奮しているときなどです。こうした動作を続けるのは、動作からくる刺激を楽しんでいるのかもしれません。自分の感覚に没頭してしまわないように、外へ注意を向けさせましょう。

好きな物を見せるか、よりおもしろいことをして遊びましょう。または、やってもおかしくない行動へと変えていきます。遊ぶとき、大人はオーバーアクションぎみに反応すると、人へと興味が向きます。

好きなことを好きなようにするのではなく、大人と一緒に遊びながら、体や気持ちのコントロールができる力を育てましょう。

こだわり② やっていいこと・いけないこと

ひとり遊びのじゃまをする

回る物にこだわって、ずっとタイヤを回して遊ぶなど、ひとりで没頭していることがあります。静かだから助かるなどと放置しないで、もっと興味をもちそうな遊びに誘いましょう。

これはOK

大好きなブランケット

昼寝のときに、決まったブランケットを欲しがることがあります。母親から自立していく過程で一時的に物へ愛着が移ることなので、心配いりません。ブランケットがない場所（自宅以外など）なら、なくても平気だったりします。

これはNO

大好きなストッキング

感触が好きで、ストッキングをはいた大人の脚に触る子がいます。子どもだからと大目に見てはいけません。「人の脚には触らないよ」と教え、ほかの物、例えばストッキングでぬいぐるみを作るなどして、興味をほかへ向けます。

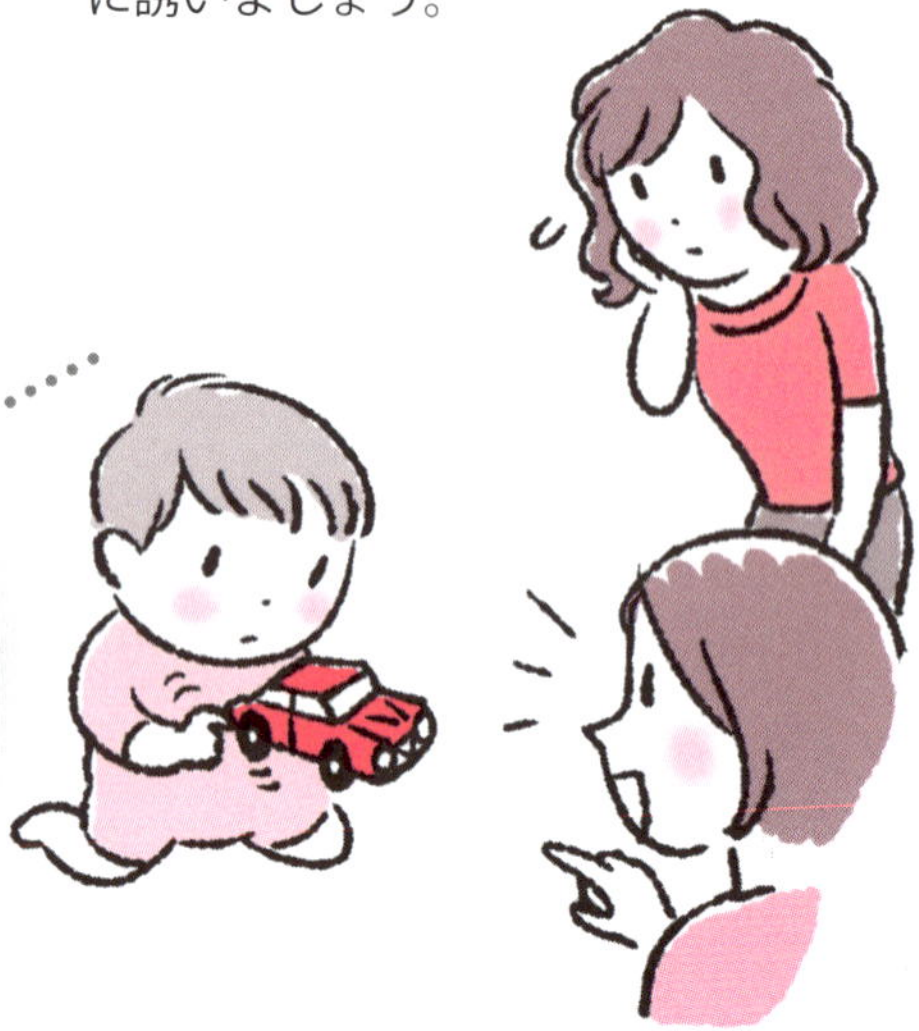

こんなことが気になります

例

- 興味をもつ物が限られている
- 環境の変化、手順やルートの変更を受け入れない
- 同じ行動をくり返す

大目に見ていいこともあるが

常に持っていたい物がある場合、さしさわりのない物なら認めてかまいません。

大きくなって困るこだわりは、困らないことに変えていきましょう。また、やってもいい場所、時間を決めておきます。「自分の部屋でやるならいいよ。でもほかではがまん」と約束します。

何回も同じ動作を続けるなどのこだわりは、「あと一回」「一〇数えたら終わり」とがまんを求めます。がまんできたら、ほかの好きなことをしていいことにします。

偏食・小食
嫌いな食べ物に少しずつ慣れていこう

こんなことが気になります

例

- 白い物しか食べない
- まざっている物は食べない
- どろどろしていると食べない

好きな物でいいからきちんと食べる

好き嫌いのレベルではなく、ごはんやうどんなど白い物しか食べないなど、極端なかたよりがあります。極端に小食の子もいます。

まずは好きな物でいいので、きちんと食べさせましょう。ただし、家族と同じおかずを用意します。お皿に少量を盛り付け、ひと口食べてみようと促します。無理強いはしないこと。ひとつ食べたら好きなデザートなど、食べ物の選択肢を徐々に広げていきます。

おなかがすいて食事をするように、生活リズムを整えることも大切です。

みんなと同じ物を並べる

家族と同じ献立にして、少量でも必ず子どものぶんを用意します。一緒に食卓につき、子どもの目の前でおいしそうに食べて見せます。

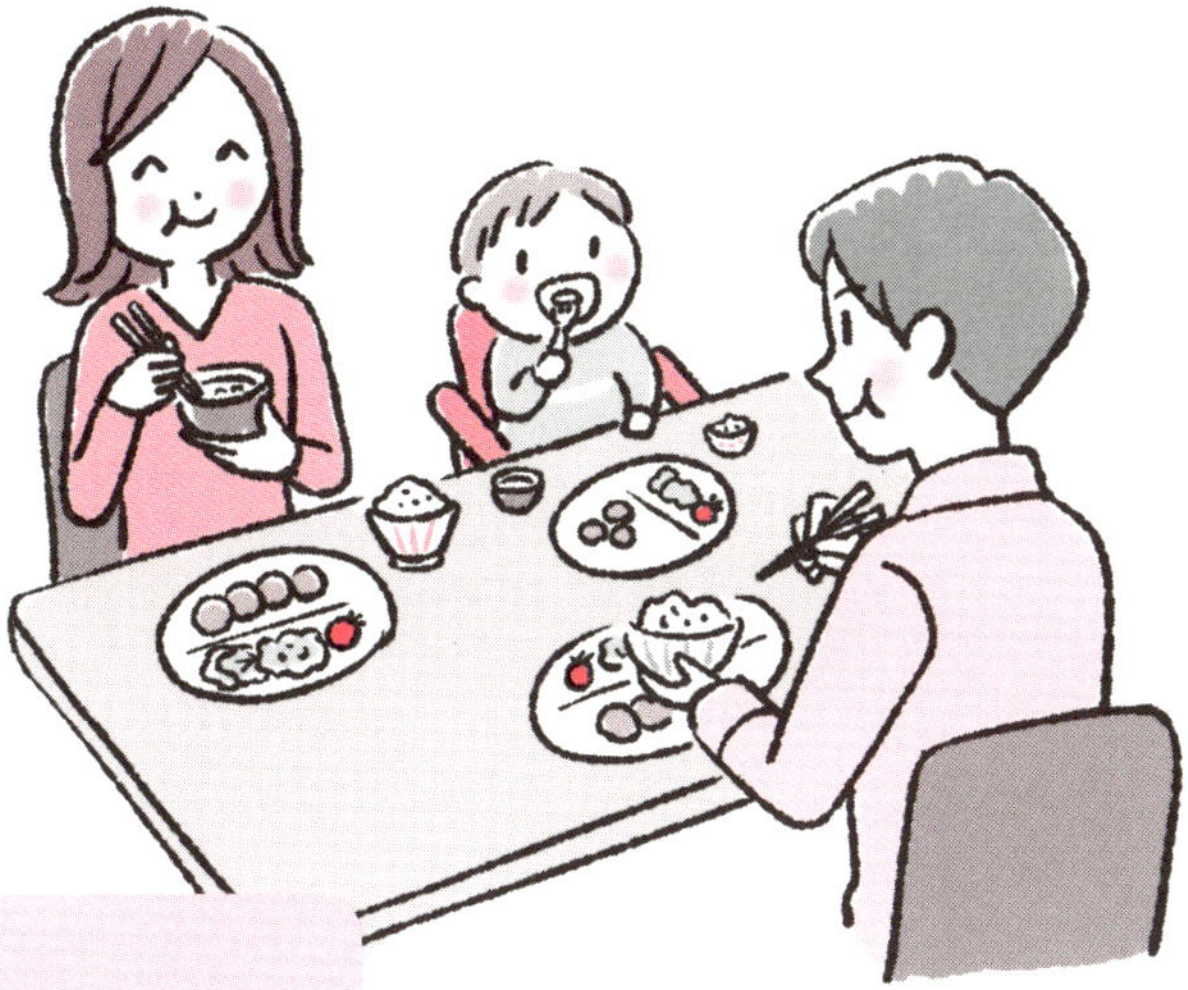

こんな方法も

同じ材料を細かく刻んで混ぜたり、すりつぶしたりなど、視覚的に工夫してもいいでしょう。

感覚過敏
衣服のチクチクは取ってしまう

こんなことが気になります

例

- 理由がわからずきげんが悪い
- 同じ服しか着たがらない

感覚過敏があってこだわっていることも

泣いている理由がわからないとき、衣服が原因になっていないか見てみましょう。感覚過敏があって、衣服がチクチクしていると感じていることがあります。衣服のタグが肌にあたって痛みを感じているのかもしれません。

園で工作ののりに触れない子や、足に砂がつくのをいやがる子もいます。無理強いはしないで、さまざまな刺激に少しずつ慣れさせていきましょう。周りの友だちに目を向けさせます。砂遊びの体験などをさせていくことも大切です。

いろいろな素材のおもちゃを

刺激への過敏になりすぎる感覚を徐々に慣れさせていきましょう。いろいろな素材のおもちゃで遊びます。

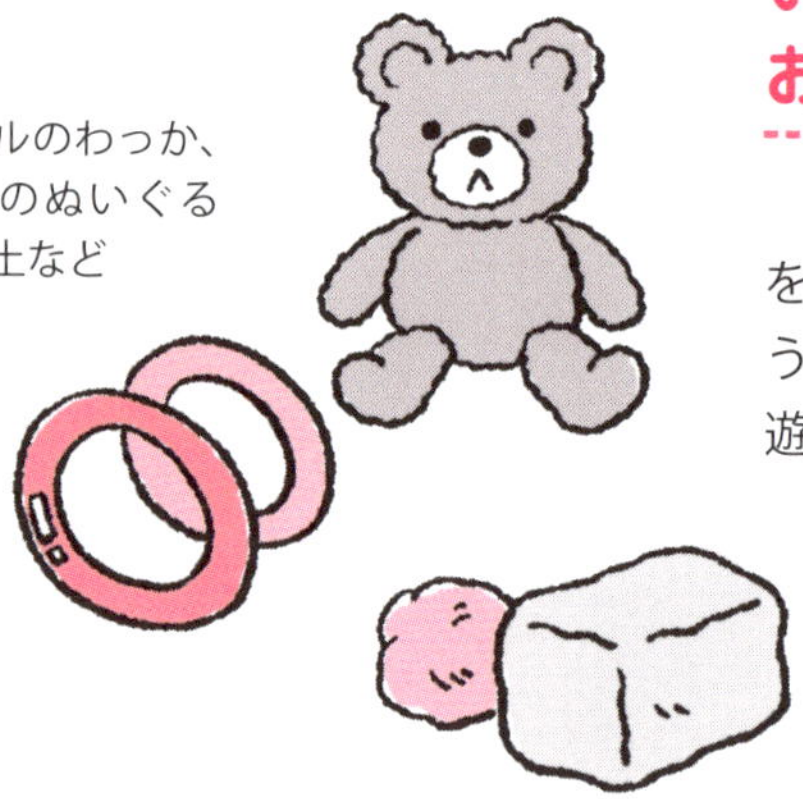

ツルツルのわっか、タオルのぬいぐるみ、粘土など

タグは取る

衣服のタグは取ってしまいましょう。また、新しい服に抵抗がある場合は、何度か洗って、しばらく目に見えるところに出しておきます。

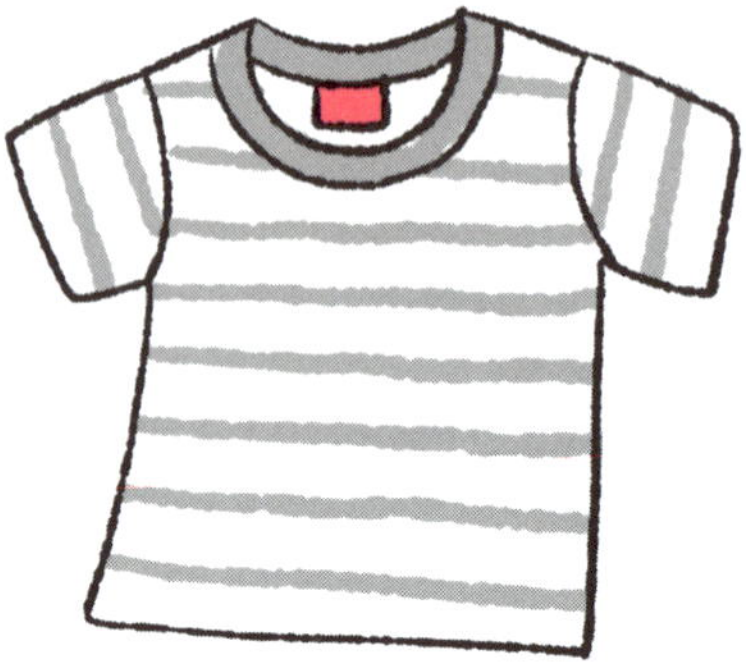

指吸い・爪かみ
指は吸うものでなく使うもの

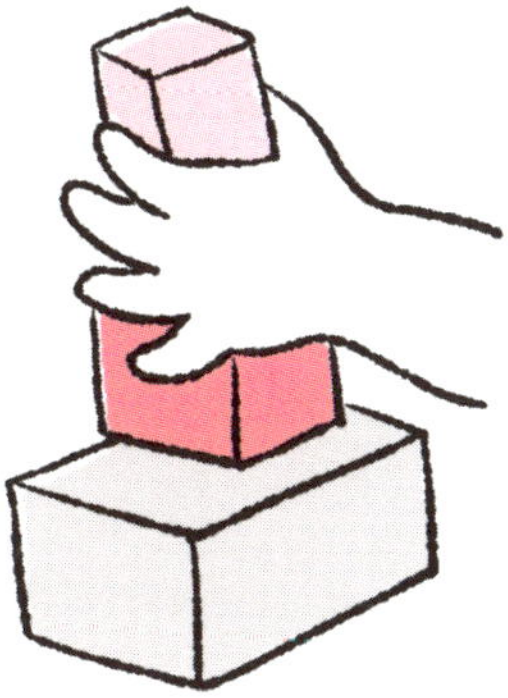

手を使う遊びを

指吸いや爪かみは、暇なとき、ぼーっとしているときに出やすいのです。手をつないで遊んだり、手を使う遊びに誘いましょう。

こんな遊びも

- ままごと
- 買い物ごっこ
- ドミノ倒し
- 手遊び

手に絵をかく

昼寝のときに指吸いや爪かみが起こるなら、手の平に好きなものをかいておくといいでしょう。眺めながら寝るので、指を口に持っていきにくくなります。

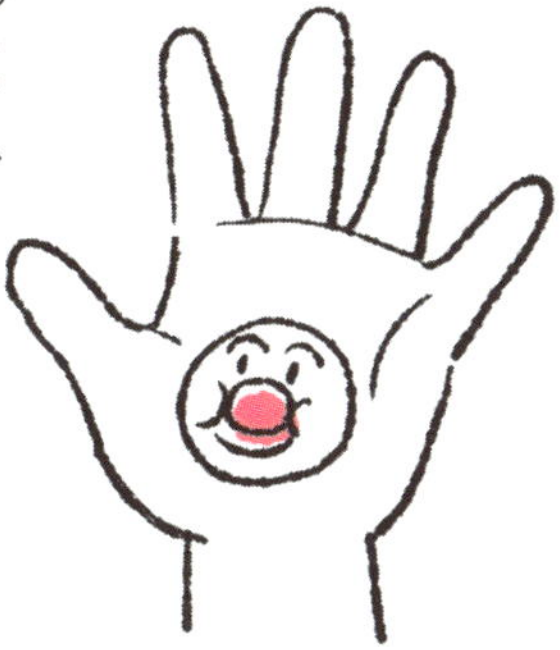

こんな方法も

- 手をつないで寝かしつける
- 指や爪にかわいいシールやバンソーコーを貼っておく

こんなことが気になります

例
- 指吸い
- 爪かみ

指吸い、爪かみは自傷行為ともいえる

指吸いや爪かみは、大目に見ているとエスカレートして、指を傷めたり、爪がほとんどなくなるまでかむこともあります。こだわりのひとつですが、自傷行為という見方もあります。くせにならないよう早めに対応しましょう。

手を使う遊びのほか、絵やシールを貼っておくと有効です。また、前もって「お誕生日がきたらやめようね」などと話しておき、約束が守れたらごほうびをあげるというのもいいでしょう。

自傷行為

気持ちを言葉にできるかな

こんなことが気になります

例

- 頭を壁にガンガン打ちつけたり、たたいたりする
- 髪の毛をむしってしまう

なぜするのか状況を見極めて

頭を壁に打ちつける、自分の頭をたたく、髪の毛をむしるなど、自傷行為をする子がいます。

ストレスが原因といわれますが、じつは、暇なとき、つまらないとき、要求が通らないとき、園では課題が難しいときなどに起こりやすいようです。

ストレスがあるのかと親がオロオロすると、かえってエスカレートすることになります。

どんなときに自傷行為が起こるか、なぜ起こるかを見極めます。記録をとってもいいでしょう。自傷行為が定着しないよう、早めに

ほかに興味を向ける

ひとりにさせずに、手を使う遊びに誘ってみましょう。音楽に合わせてリズムをとるなど、体を動かす遊びもいいです。太鼓をたたいて音を出すなど、おもしろそうな遊びで興味をひきつけましょう。

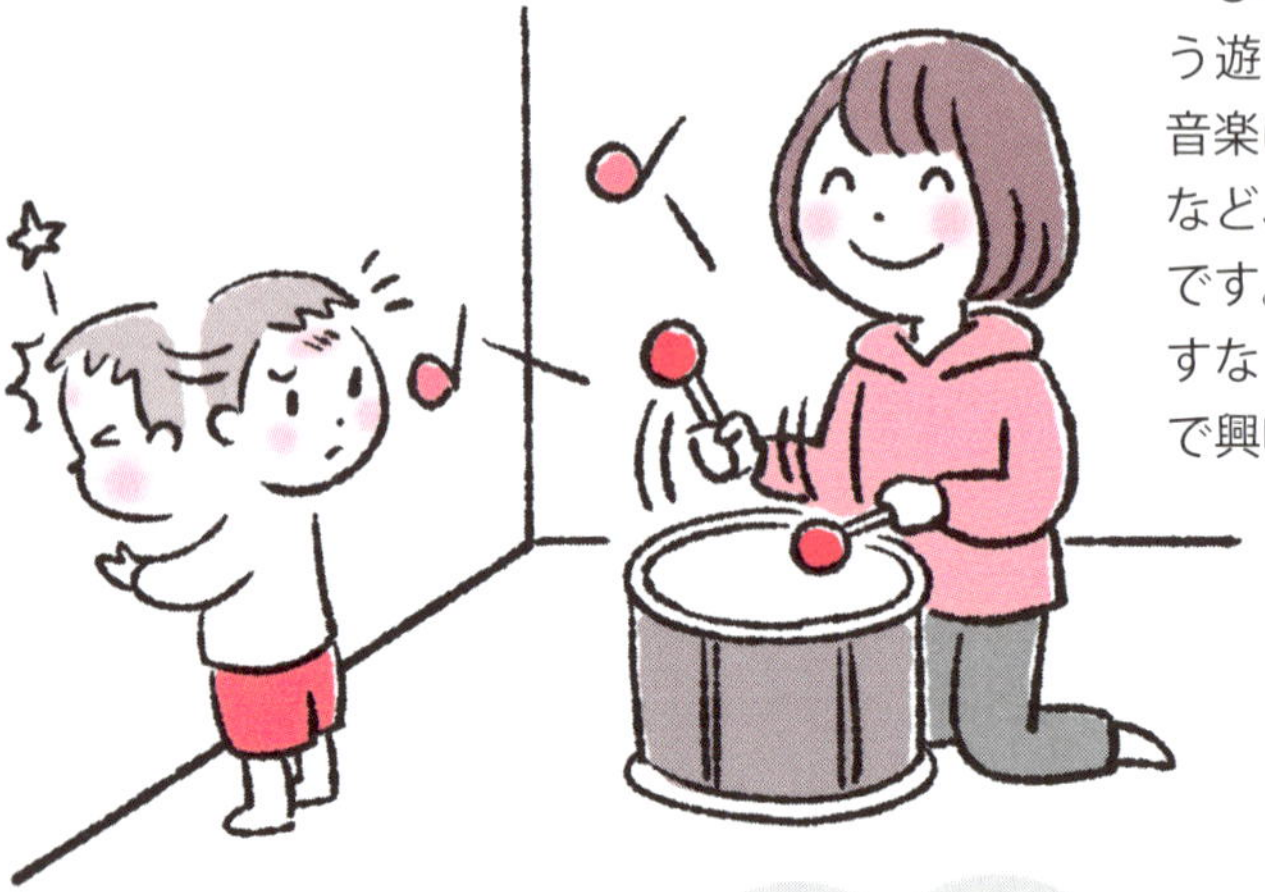

！注意

危険な行為は止める

どうしても危険な行為をくり返すようなら、場所を移すなど、止めなければなりません。

観察する

どんなときに自傷行為をするのか、状況を見てみます。課題が難しいならやさしくするなど、解決できる原因もあります。

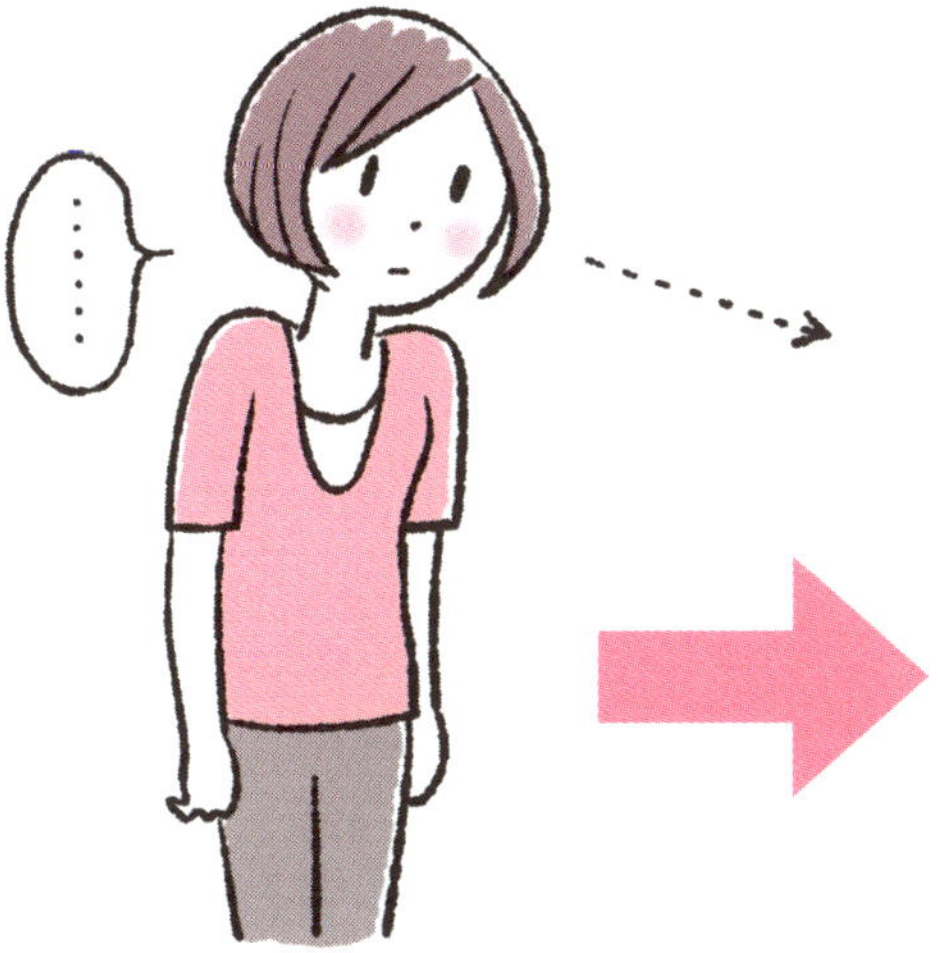

手を軽く押さえる

自傷行為が起こったら過剰に反応せず、さりげなく止めます。軽く手を押さえながら「たたかないよ。やめてと言おうね」など、気持ちを言葉にさせます。

こんな方法も

- 髪の毛を抜いてしまうなら、抜けないように髪を短くする、ヘアクリームですべりをよくする、など。
- 髪を抜くのは寝るときが多いので、本を読んであげ、一緒に寝ます。

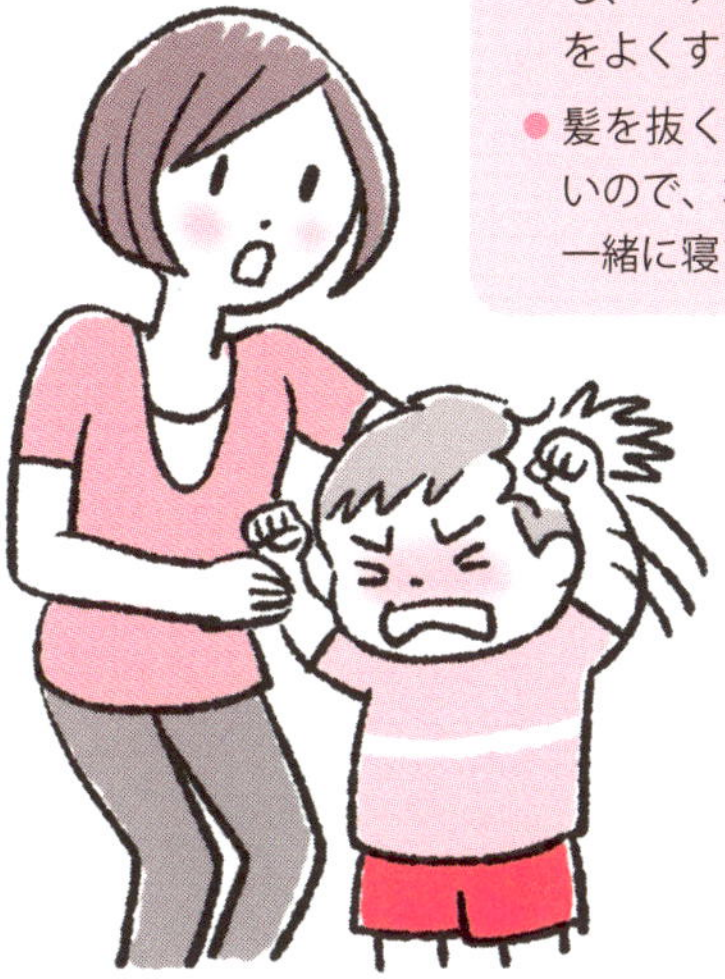

最後の手段（どうしても止めたいとき）

その行為といやなことを結びつけます。頭をたたくといやなにおいがするなど。自傷行為が始まったら、タッパーに入れた酢のにおいのするガーゼで鼻の下を触ります。そのうち、タッパーを見せるだけでやらなくなります。ミントも子どもが苦手なにおいです。

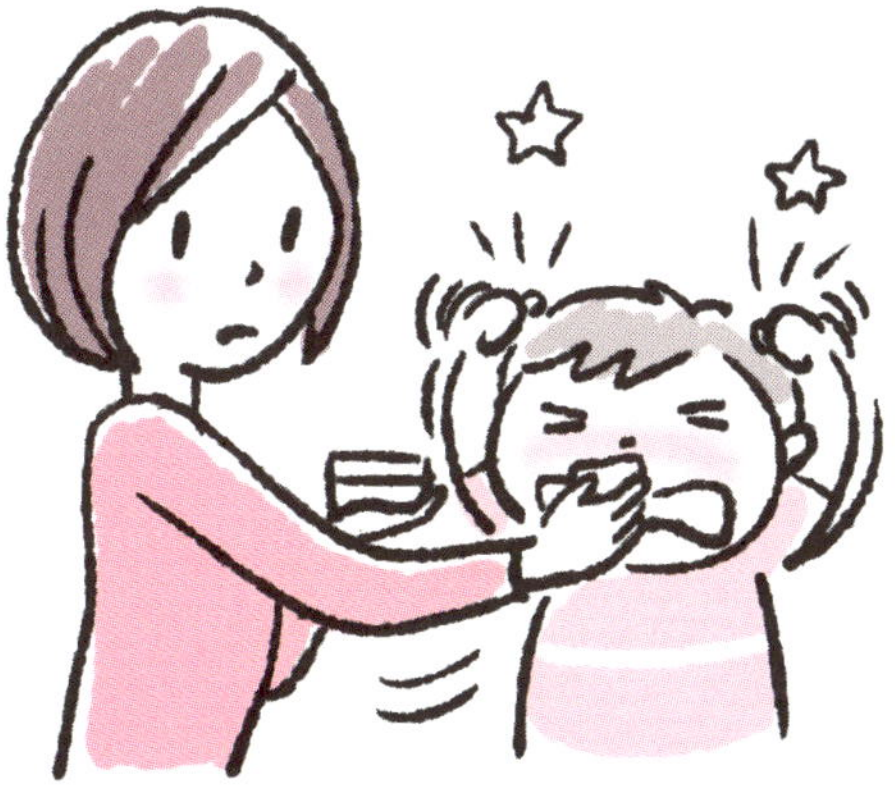

対応したいものです。

要求の手段にならないように

見ていて痛々しいので、やめさせようと、要求をきくのはやめましょう。自傷行為が要求の手段になってしまいます。

言葉にしたり、身振りにおきかえたりなど適切なコミュニケーション手段を教えます。言葉にできたら、ほめましょう。

奇声・独り言

場所によってはがまんが大事

こんなことが気になります

例
- 人前でも突然、奇声をあげる
- 小声でぶつぶつ独り言を言う
- 想像の世界の主人公になりきる

バッテンマークカードで

声を出してはいけない場面ではがまんさせます。「がまんしよう」という言葉とともに、バッテンカードを見せます。

こんな方法も
- 前もって言い聞かせる。
- 気持ちをくみとり、代わりの言葉を伝える。
- 注意をひきたいため、と思われるときは、大げさに反応せず、さらりと受け流します。

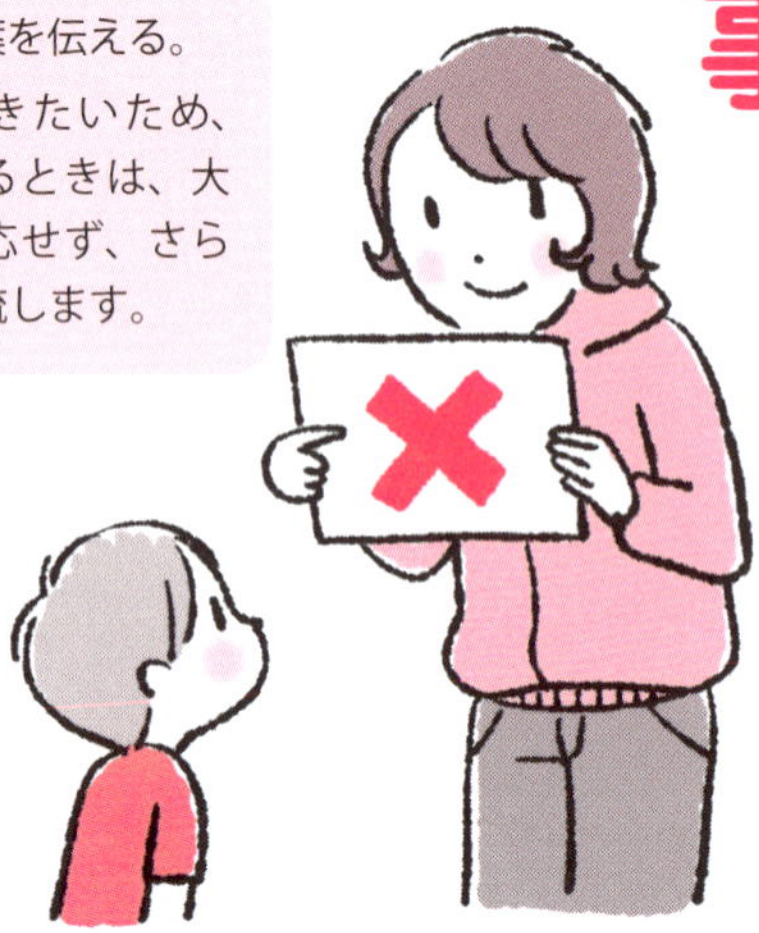

！注意

テレビの影響はない？

独り言の内容がテレビのＣＭのくり返しということもあります。また、テレビで見た印象的（乱暴）なせりふを大声で言っていることも。テレビは見る番組を決めて、大人がスイッチを入れるようにしましょう。

適切な表現に変えていく

言葉が出るようになっても、ときに奇声をあげるのが目立ってくることがあります。なにかを要求している、伝えたい、興奮している、いやだという気持ちなど、さまざまな理由が考えられます。「静かにね」とがまんさせるだけではなく、なにを求めているのかを見極めます。そして「いやだ」「やめて」「ちょうだい」など、適切な言葉を大人が言い、子どもにまねさせます。まねができたらほめて、とりあえず要求を満たしてあげます。

ひとりでせりふを言いながら「ごっこ遊び」をすることも、よくあります。気になるようであれば、「今はだまって遊ぼうね」と軽く声をかけてみましょう。

4 考える力や想像する力を育てる

赤ちゃんは生まれた瞬間から
いろいろなことを経験し、そのことが
考える力や想像する力を
育てる根っこになります。
想像力が豊かで、
人の気持ちがわかる子に
育っていくように、
その力を伸ばしてあげましょう。

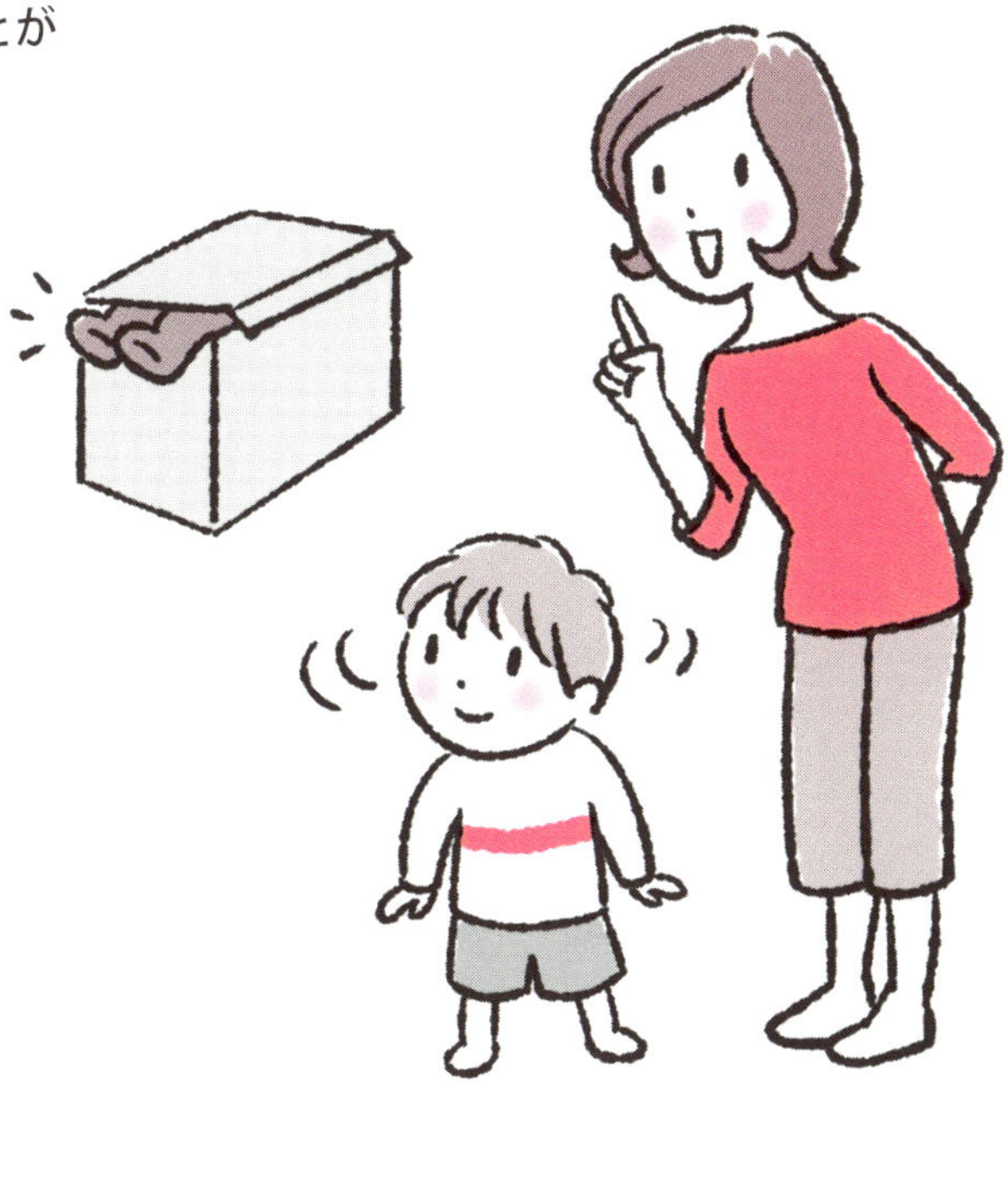

４章以降では、そのことができるようになる
年齢の目安を示しています。

認知 1

自分の周りには、おもしろいものがいっぱい

あれはだ～れ？ 0～1歳

一緒に鏡を見て「○○ちゃん」「ママ」と指さします。頭、目、口を指さしたり、「バイバイ」と鏡の中に手をふったりして、楽しく遊びましょう。

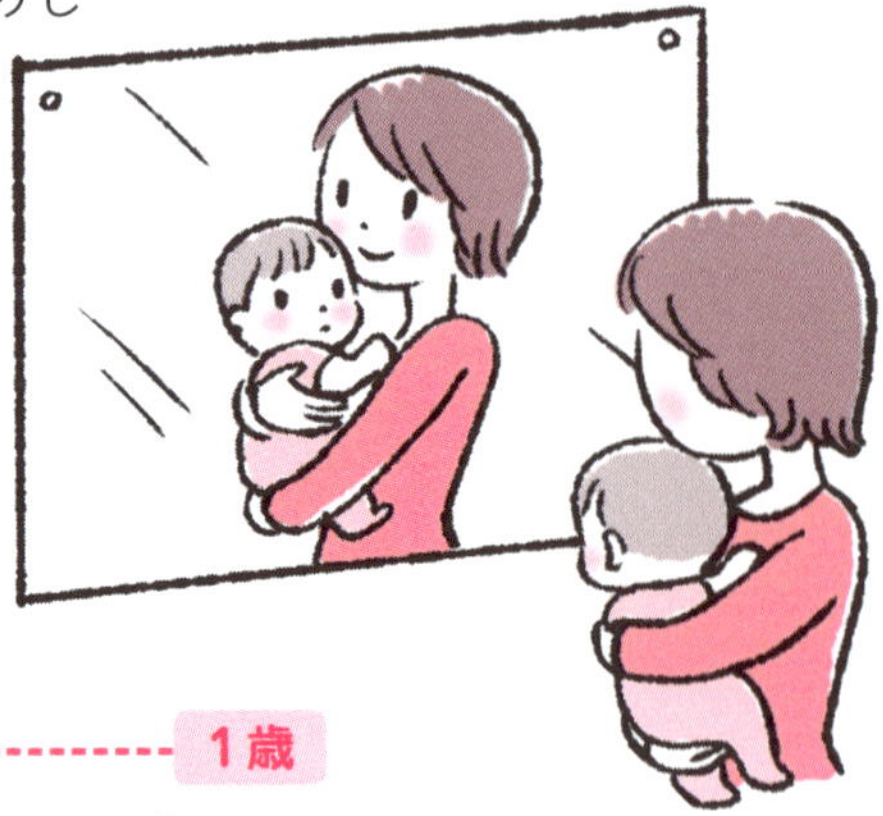

棒さし 1歳

穴のあいた丸い輪を棒にさすおもちゃです。

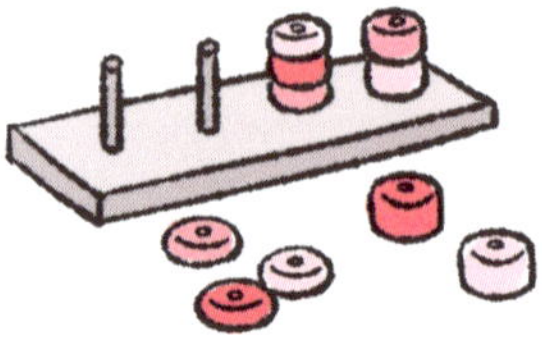

ないないあった 1歳

「ないない」と言いながら、好きなおもちゃの上にハンカチをかぶせます。子どもが注目したら、ハンカチをパッとはずして「あった！」とうれしそうに言いましょう。

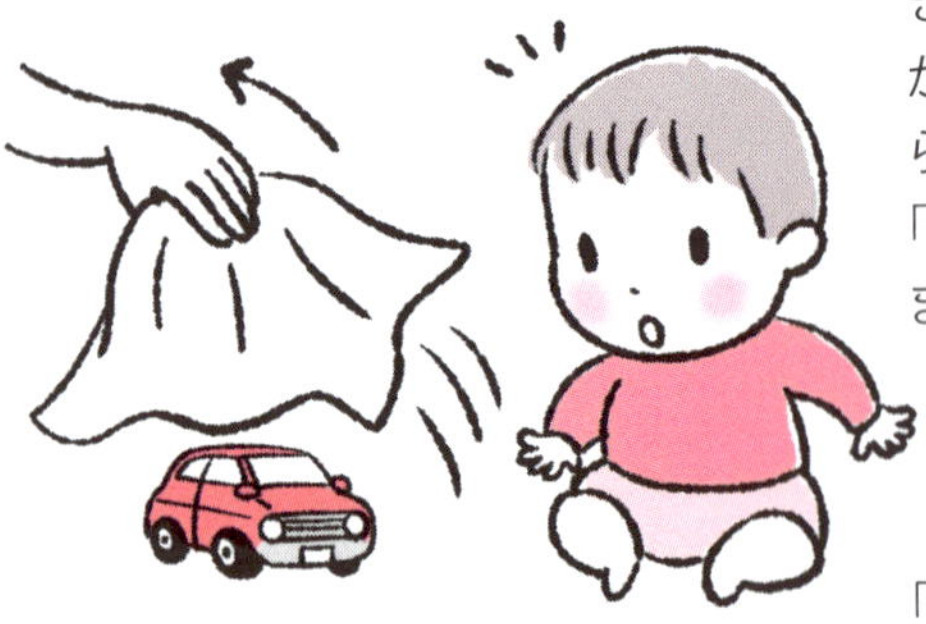

↓

もう一度ハンカチをかぶせ、「どこかな？」。ハンカチの下にあるおもちゃを見つけられたら、ほめてあげましょう。

こんなことが気になります

例

- 周囲に興味を示さない
- 自分の体の部位がわからない

これはだ〜れ？　1歳半〜2歳

写真を広げて、自分、お父さん、お母さんはどれか尋ね、指さして遊びます。「〇〇ちゃん、ごはん食べてるね」など、動作と結びつけて解説してもいいでしょう。

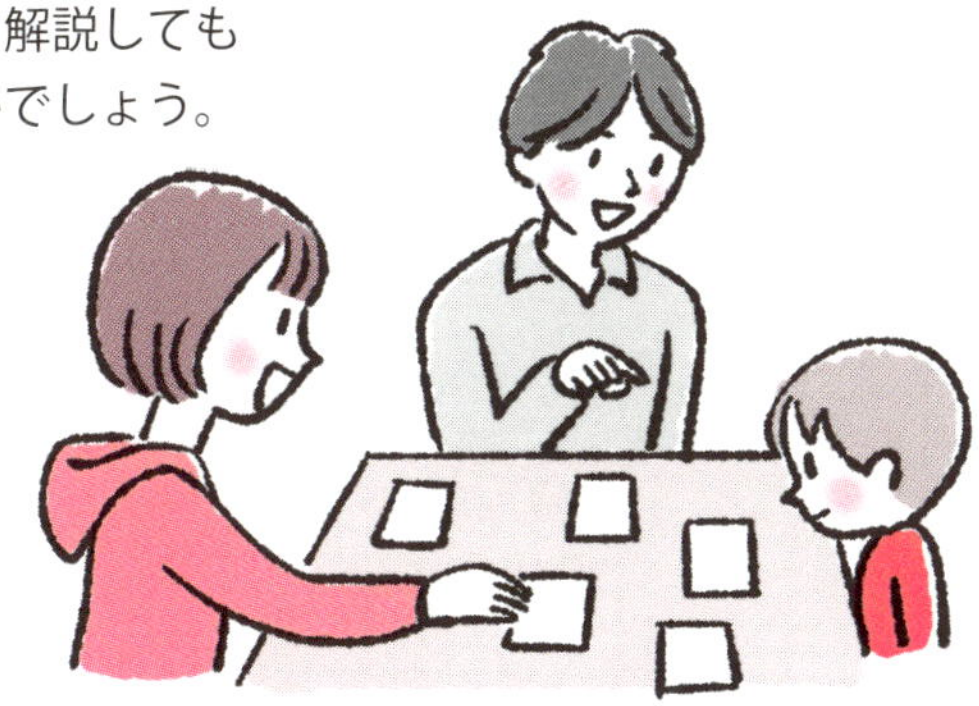

こんな質問も

- じいじは？
- ばあばは？
- お友だちの〇〇ちゃんは？（3歳以上）
- （ひよこ）組の〇〇先生は？（3歳以上）

どっちに入ってるか？　1歳

小さくて好きなおもちゃと、不透明の、同じ形のコップを用意します。子どもが見ている前でおもちゃにコップをかぶせて目の前でコップの位置を変えます。「どっちに入っているかな？」などと聞いて、取らせます。最初はコップ2個から始めます。

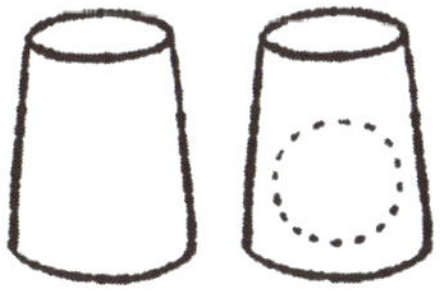

このほかにも

おもちゃを離れたところに置き、「〇〇はどこかな？」と聞きます。指さしたり、持ってきたりしたら「あったね」とほめます。（1〜2歳）

ふくわらい　2歳

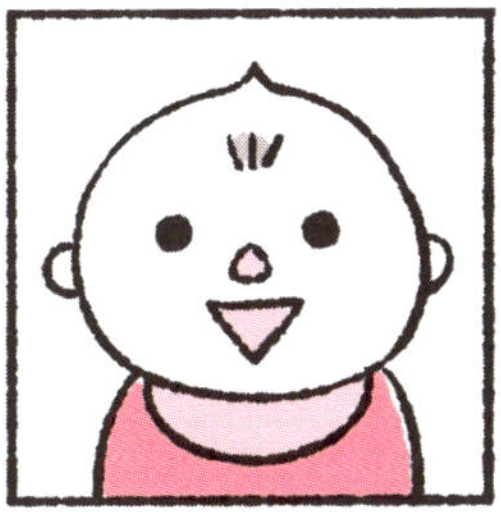

目や鼻、口など3つの顔のパーツを用意して、最初に大人が置いて見せます。次に一緒に完成させます。

このほかにも

- 「ここはお手々」などと言いながら、子どもの体の部位にシールを貼っていきます。（1〜2歳）
- 手、足、胴など、体のパーツを用意します。一緒に、全身のふくわらいをします。（3〜4歳）

周囲の人や物に興味をもつように

認知とは、ものごとをとらえ理解することです。まず自分の存在に気づかせましょう。自分の体に注目させ、手や足はどこにあるのか、どんな顔をしているのかを見ていきます。自分から他人、周囲へと興味は広がるでしょう。

認知②

仲間集めと仲間分けをしてみよう

こんなことが気になります

例

- 「ちょうだい」ができない
- 「○○を持ってきて」がわからない

名詞や指示が理解できるように

物を探す、物を取る、分別・分類、マッチングなど、物への認知を育てます。同じ物、違う物を理解し、物と物との関係や、物の用途がわかるようになります。

絵本を見て「○○はどれ？」と聞くのもいいでしょう。また、「○○を取って」といった簡単な指示を日常的に増やしましょう。

ジグゾーパズルも、認知力を養う遊びです。年齢に合わせたピース数にしましょう。

マッチング　1歳半〜2歳

絵カードや写真を見せて、実物を選びます。

こんな遊びも

実物を少し離れたところに置いて、カードと同じ物を選んで持ってきます。

絵カード３枚→実物３個（２〜３歳）

絵カード２枚→実物４個から選ぶ（３〜４歳）

絵カード３枚→実物６個から選ぶ（４〜５歳）

音かるた　1歳

犬、猫、車、たいこ、らっぱ、ひよこなどの絵カードを並べ、「ワンワン」「ぶーぶ」などシンボルになる音や鳴き声で選びます。

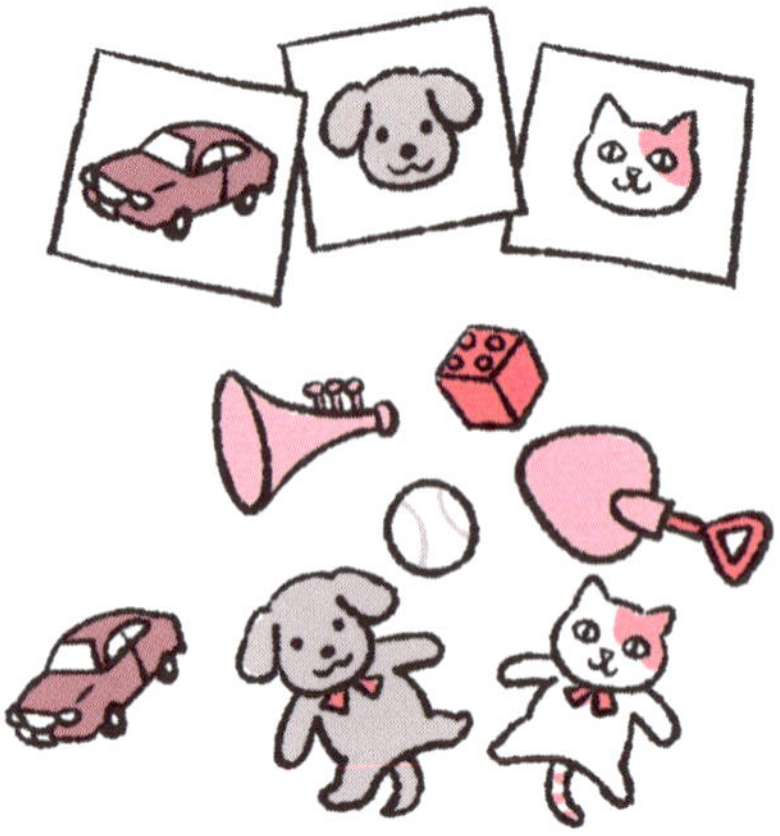

絵カード分け　2歳

おもちゃ､乗り物､果物などの絵カードを用意して､仲間どうしに分けます。

ジグソーパズルのピース数の目安

３歳	２〜４ピース
３〜４歳	６〜１０ピース
５歳	２０〜３０ピース

仲間を見つけよう

4歳

形の違う物が描かれたカードを、用途別に分類します。スプーンとフォークが仲間。おわんとおちゃわんが仲間です。

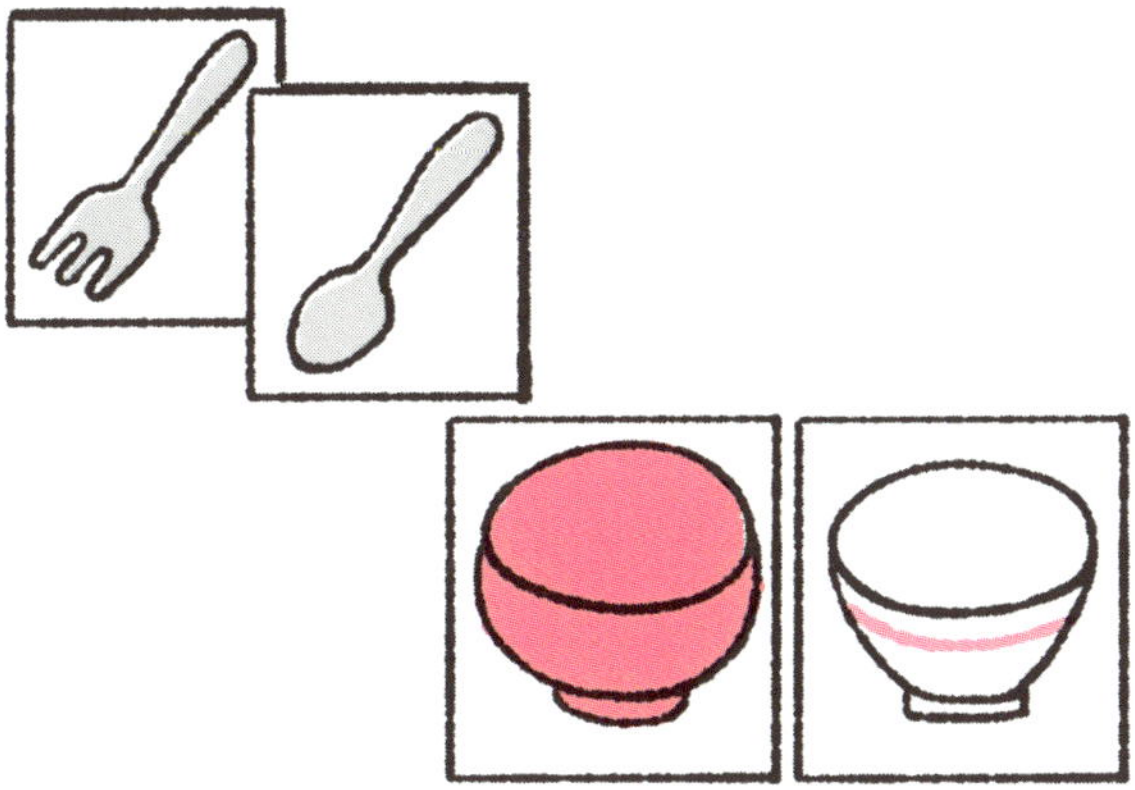

どれかな？

4歳

物を3～5個ぐらい置き、「頭にかぶる物はどれ？」と聞いて選ばせます。同様に、「足にはくのは」「保育園に持っていくのは」などと選ばせます。

わからなければ、「帽子、頭にかぶるのはどれ？」と、最初に名詞を言います。

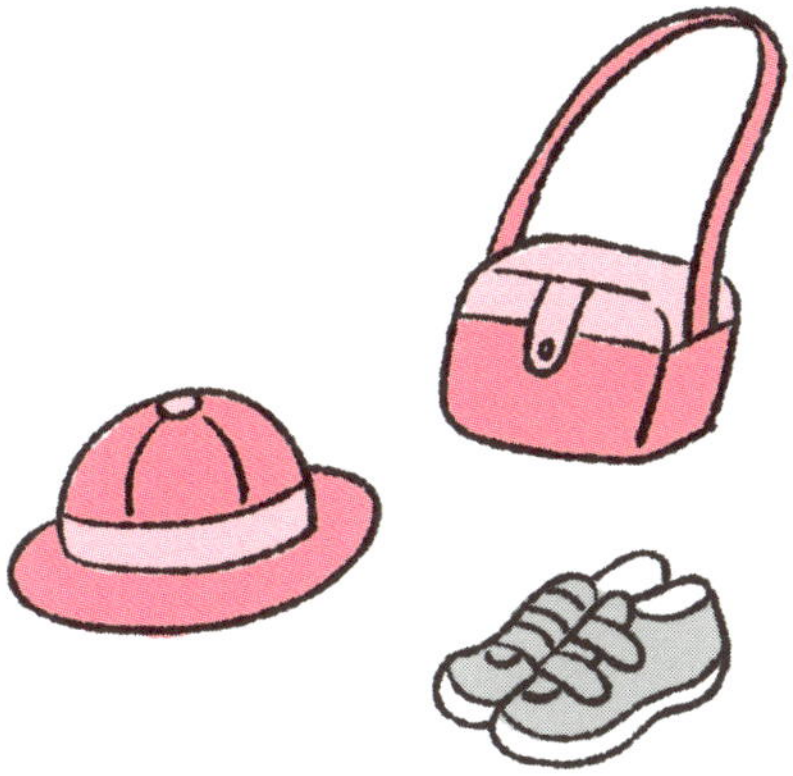

仲間集め

2～3歳

紙の皿を2～3枚用意します。積み木、おもちゃを使って、仲間ごとに皿に集めます。子どもが選んだ物を見て、「三角だね」などと大人が必ず声をかけましょう。

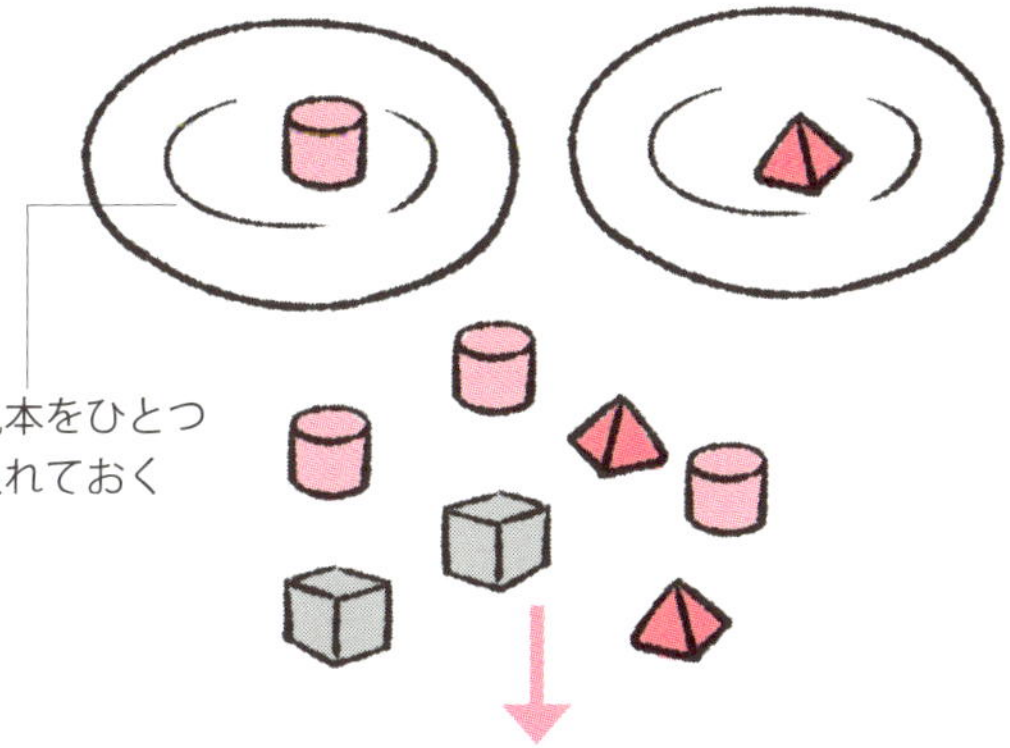

仲間集めの難易度を上げていきます。同じ形で同じ色→形が違っても同じ色→大きさが違っても同じ形→カテゴリー別（下記参照）。

2つの箱に、それぞれ仲間の物を入れます。「車はこっち、積み木はこっち」と、遊びながら仲間集め。（3～4歳）

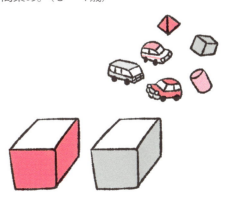

想像力・記憶力
読み聞かせやごっこ遊びで楽しく

こんなことが気になります

例

- 人の気持ちがわからない
- もの覚えが悪いようだ
- 気が散りやすい

将来のためにも必要な力を養う

思ったとおりのことを言って、相手にいやな思いをさせるのは、言われた人の気持ちがわからないから。大きくなって人とうまくかかわれないのも、他者の気持ちが想像できないため。想像力や客観視を育てる遊びをしましょう。

年齢相応の課題ができないのは、記憶力が弱い場合もあります。日常的にも、絵本を読むとき「あとで聞くよ」と言っておき、読み終わったら質問します。「最初のぶたさんのおうちはなんのおうちだったかな」。記憶力だけでなく、集中力も高まります。

紙芝居、読み聞かせ　1歳～

紙芝居や絵本を読んで聞かせます。話の流れのわかりやすいものを選びましょう。思いやりや、人にゆずる、がまんをするなどのテーマを織り交ぜて。

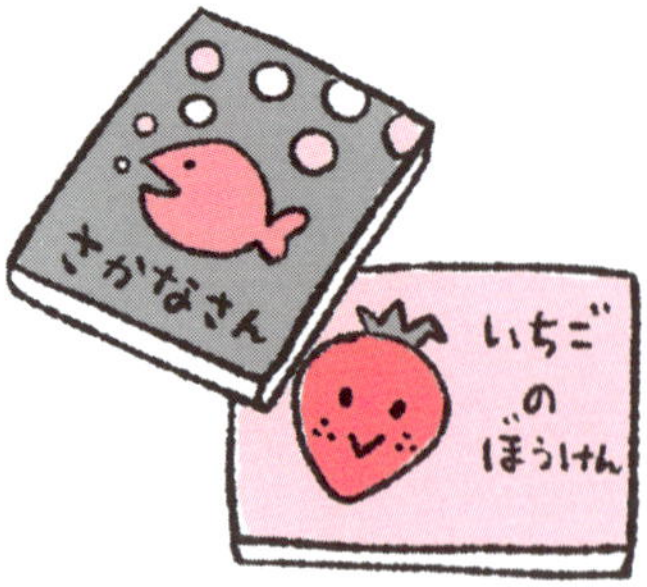

ごっこ遊び　2～3歳

ままごとやヒーローごっこは、想像力を育てる遊びです。ヒーローごっこは力加減を、ままごとは人形を優しく扱うことを教えます。

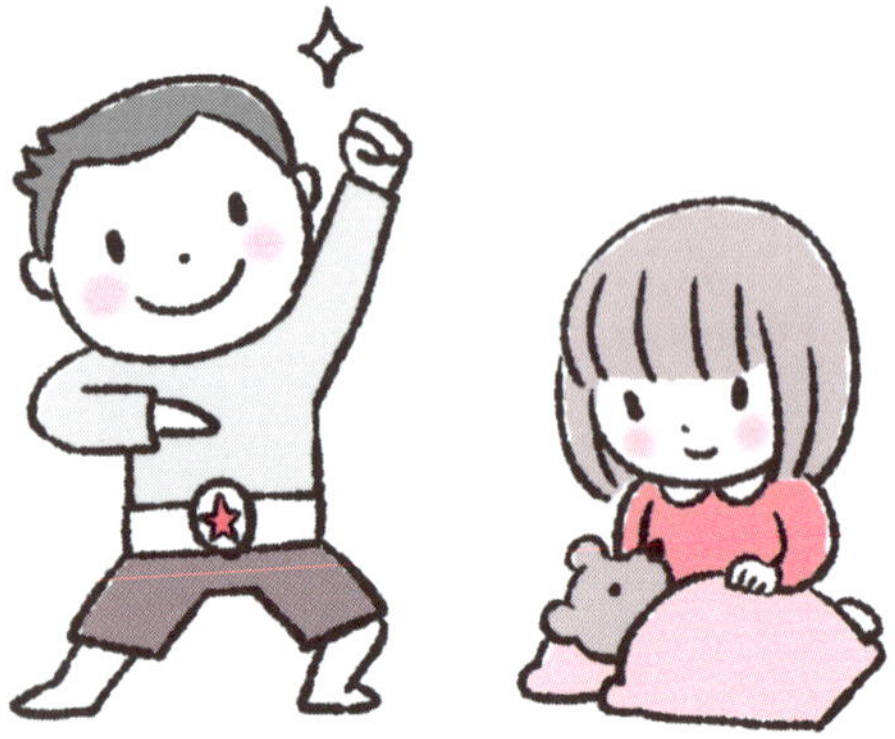

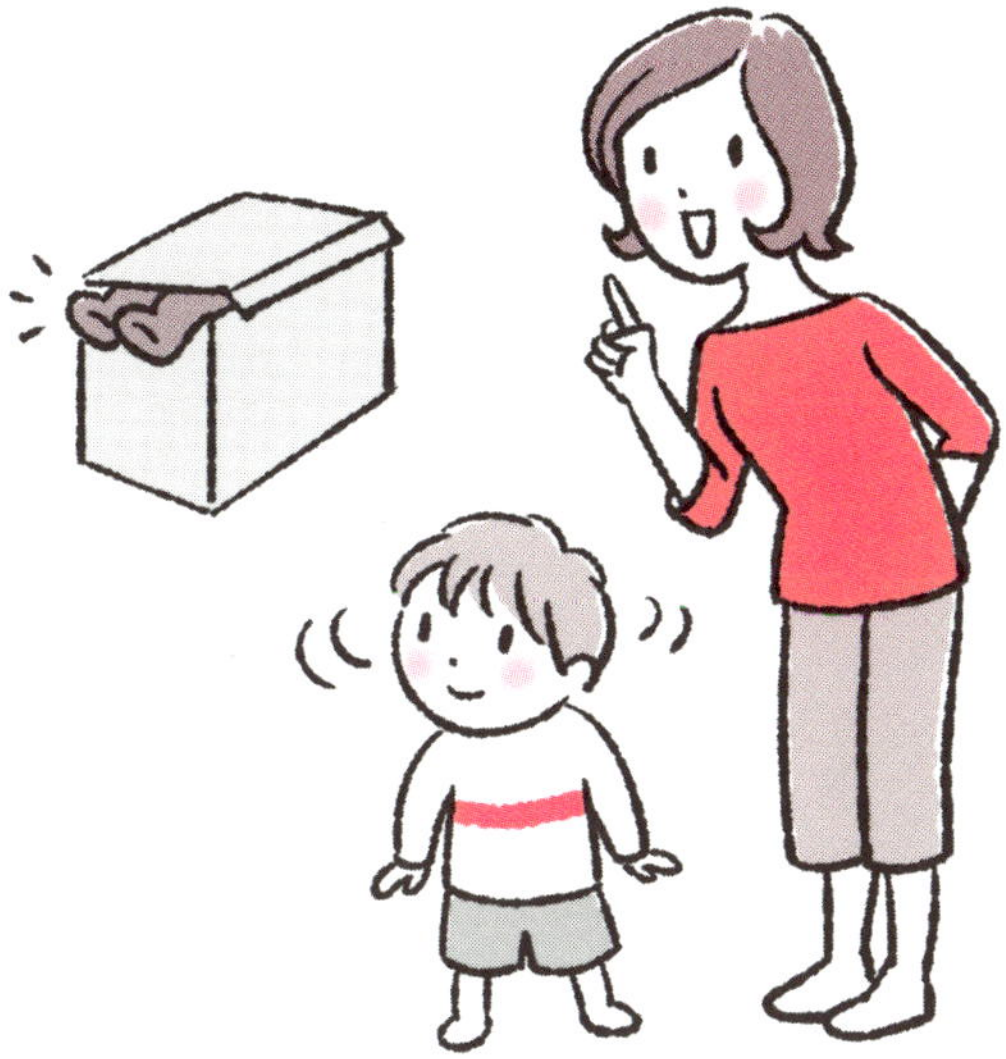

ぬいぐるみのかくれんぼ　2～3歳

　子どもが自分の代わりにぬいぐるみを隠します。「くまちゃんはどこかなぁ」と、子どもを探すように探していきます。「あれあれ、足が見えているね～」などと言いながら探していくことで、他者の視点を意識させることに役立ちます。

顔かるた　3～4歳

　赤ちゃん、お母さん、お父さん、お兄さん、お姉さんなど、いろいろな表情の絵カードを作ります。「笑っているお母さん」など、読み手はその表情をして見せながら、カードを選ばせます。

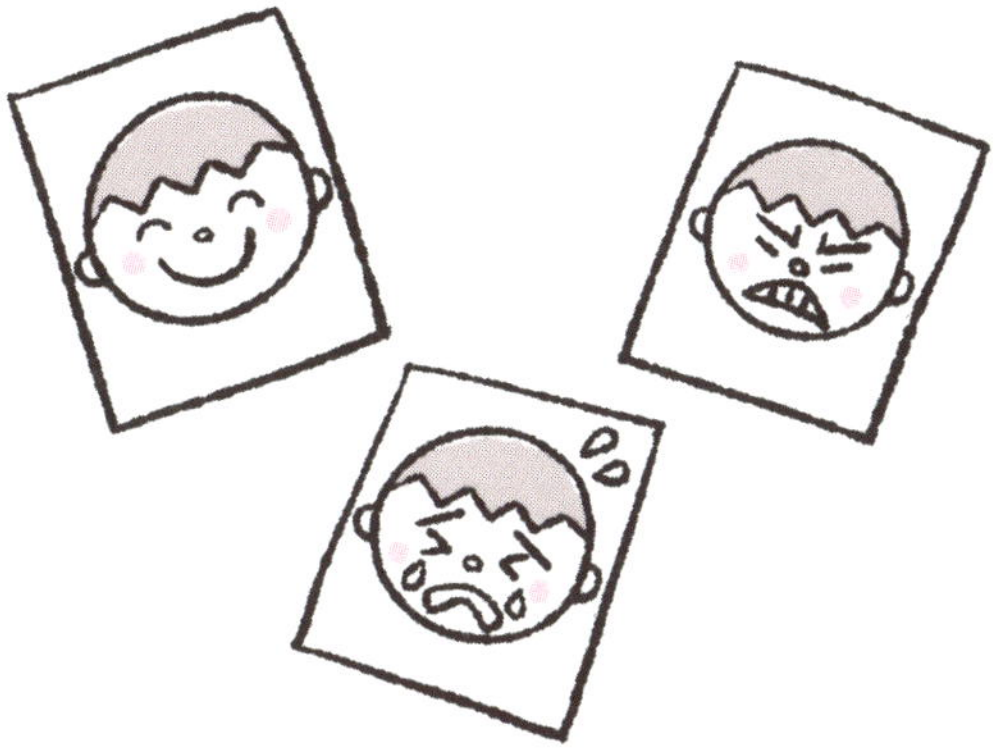

こんな遊びも

● **なぞなぞカード**　（4～5歳）
　わかりやすいカードを5枚くらい用意し、ひとりの子が前に出ていすに座ります。その子に見えないように頭の上にカードを示し、ほかの子にヒントを言わせ、そのヒントでカードの絵をあてます。

あてっこ遊び　3～4歳

3つの物を見せて名前を言わせます。

↓

そっとひとつ隠します。

↓

なにがなくなったかな？

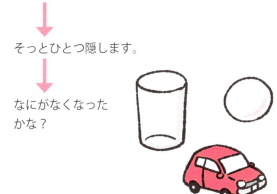

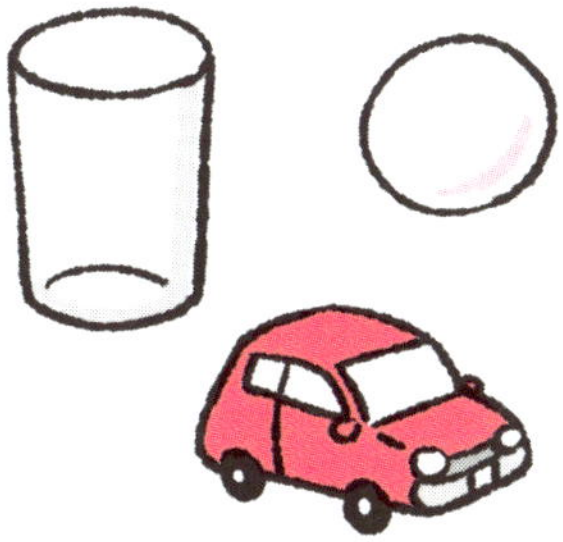

このほかにも

● 4つの物を見せて、仲間はずれを当てさせます。
● マッチング（80ページ参照）。

数

日常的に数・大小・量の言葉をかけよう

こんなことが気になります

例

- 数に興味を示さない
- 「ひとつ」がわからないようだ

もうひとつ

1～2歳

大人が「ちょうだい」と言うと、ひとつ渡してくれます。受け取った物を子どもの見えるところに置いて、「もうひとつちょうだい」と言って、受け取ります。

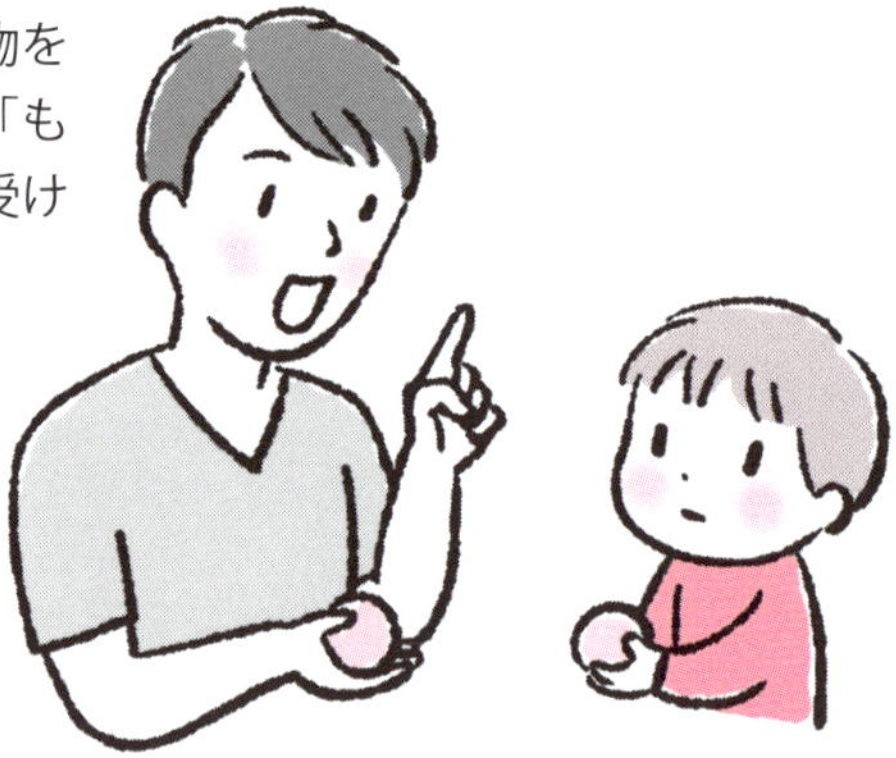

日常の中に

0歳～

お風呂に入って数を数えて温まったり、おやつをあげるときに数を数えながら渡したりなど、数を数える機会を増やします。

こんな遊びも

お父さんとかけっこ。わりばしと紙で作った「1番」「2番」の旗を持たせます。

どっちが多い？

2～3歳

ジュースなど好きな飲み物を2つのコップに入れて、どっちが多い？　と聞きます。量はわかりやすく差をつけておきましょう。

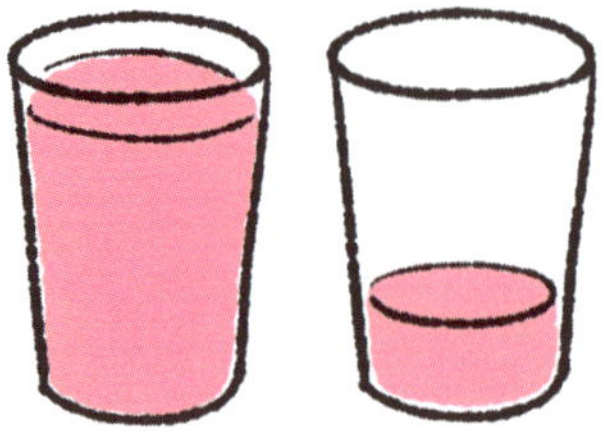

こんな概念がわかる

2～3歳
- 大きい ⟷ 小さい
- 多い ⟷ 少ない

3～4歳
- 上 ⟷ 下
- 男 ⟷ 女
- 長い ⟷ 短い
- 重い ⟷ 軽い

赤ちゃんのうちから数に慣れさせよう

数といっても、算数の勉強をすることではありません。日常的に数や大小、量などの概念に慣れさせようというものです。

赤ちゃんのうちから、「ひとつ」「いっぱい」などの言葉を織り込んで話しかけます。実際に量の多少がわかるのは二～三歳、数がわかるのは五～六歳が目安です。

みんなに分ける　4歳

「お皿にいちごを2個ずつ入れてください」とお手伝い。4歳で5まで、物を数えられるのが目安です。

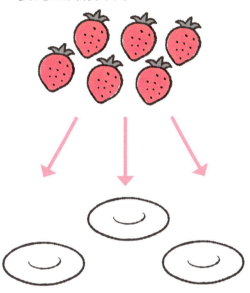

数かるた　4歳

数がわかりやすい絵をカードに描いておき、「3つのりんご」などと言ってかるたとりをします。

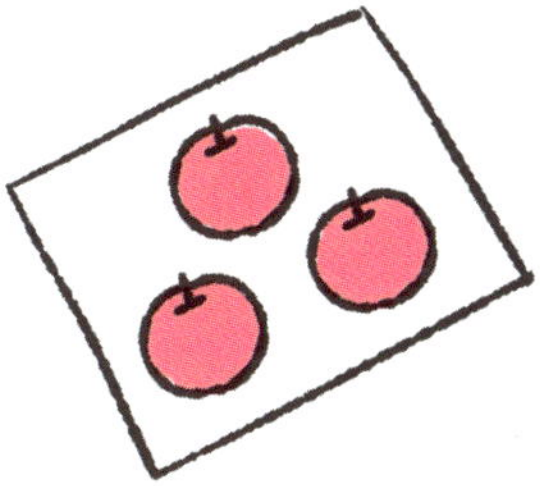

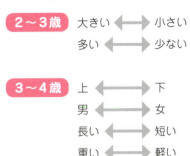

10まで数える　4～5歳

1～10までの数を書き、下に○を書いておきます。その○を指さしながら、1～10まで数えます。または、○に物を置きながら数えます。

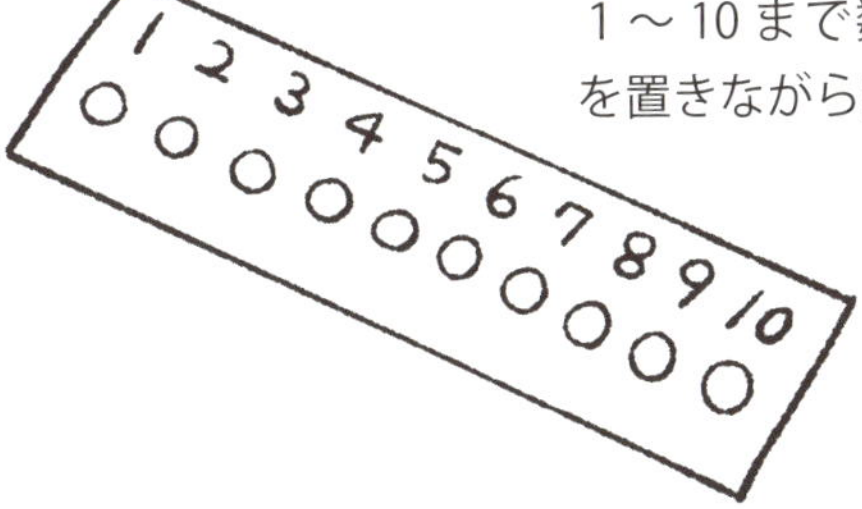

こんな遊びも

1～10までの数字が書いてあるカードを用意し、順番に並べます。（4～5歳）

書く・描く クレヨンや鉛筆でかいて遊ぼう

「書く」は文字の理解へ「描く」は創造力へつながる

かいて遊ぶといっても、最初は点々をかくことから。やがて文字への理解とともに文字を書くようになり、形や色の理解とともに絵を描くようになります。

文字は四～五歳で一〇文字くらいがわかり、五十音がわかるのは五～六歳が目安です。

こんなことが気になります

例

- 文字に興味を示さない
- クレヨンでかいて遊ばない

「かく」発達の目安

6ヵ月～1歳
点々

1～2歳
なぐりがき、ぐるぐるがき

2～3歳
○を描く、縦線、横線

3～4歳
○の中に色を塗る、点と点を結ぶ（上下左右に線を引いて結ぶ）

4～5歳
△□をまねして描く、手の周りを線でかたどる、線をなぞる

5～6歳
簡単な文字を模写する、自分の名前を書く

あいうえお積み木　2～3歳

「あさがおのあ」「いぬのい」など、裏の絵を見ながら、文字を読みます。最初はあ行から始めます。

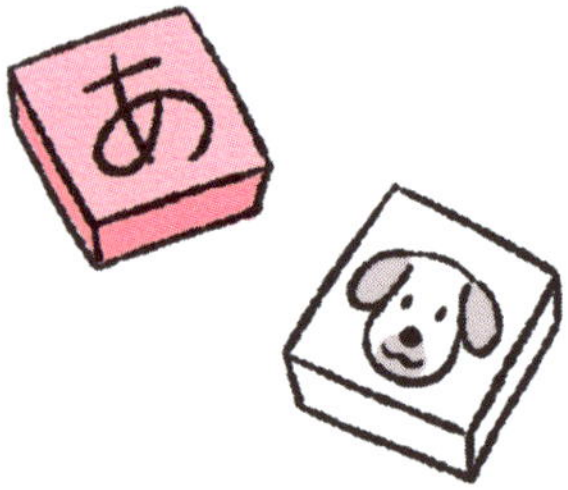

このほかにも

絵本を読むとき、リズムをつけて読みます。

線を引く　3歳

同じカードを上下、左右に置いて、線を引いて結びます。

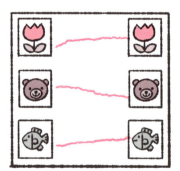

5 体の動きをスムーズに

体は脳とつながっています。
全身を使って遊ぶことは、体と脳の発達をおおいに促します。
手指を使った細かい作業から、全身を動かす遊びまで、
まんべんなく体を動かしましょう。
集団でのダイナミックな遊びはさまざまな点で、よい影響を及ぼします。
園などで楽しくおこなってほしい遊びですが、
もちろん、ご家庭でもできる遊びです。

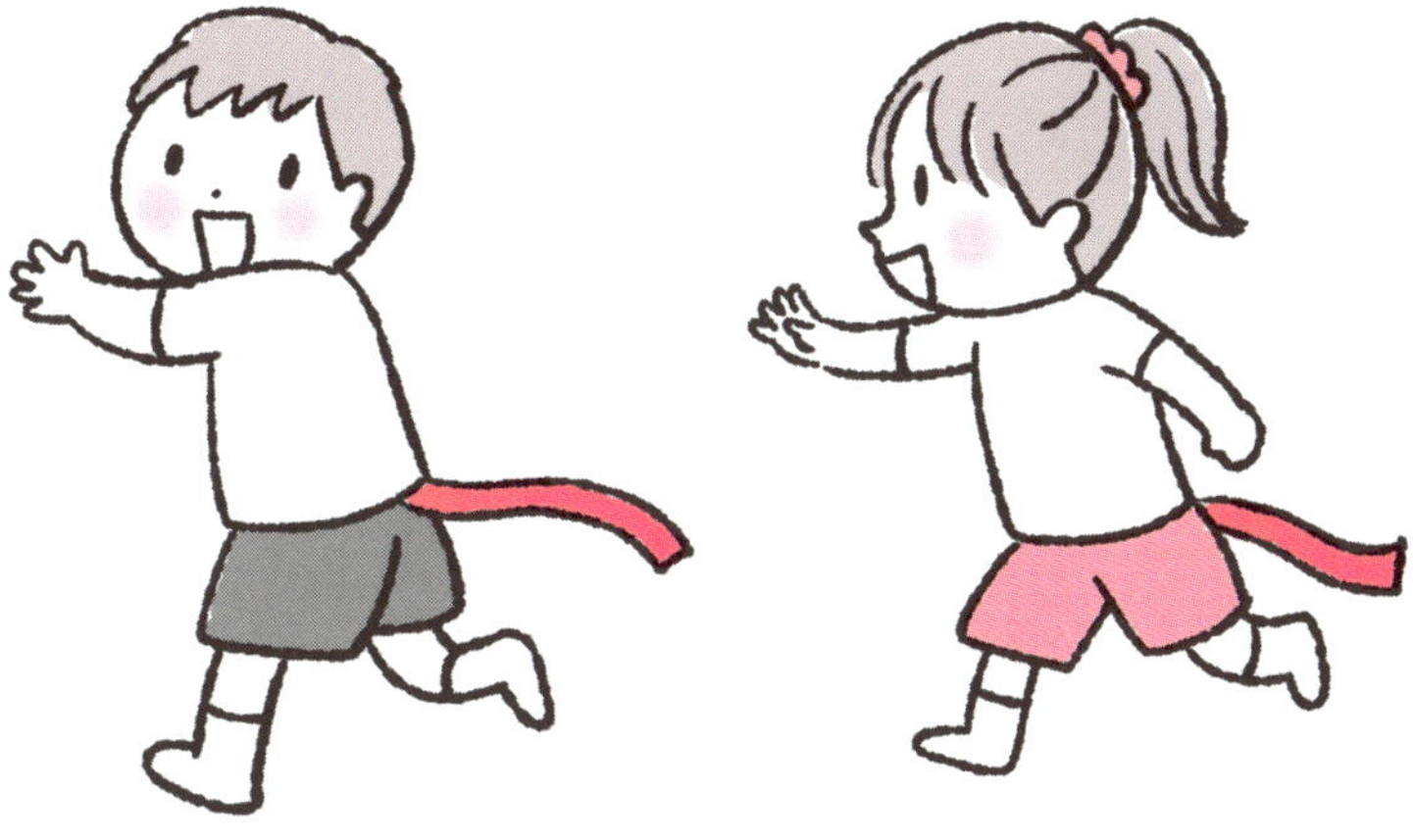

手先が不器用
手や指を動かす遊びをたっぷり

型入れ　0～1歳

ペットボトルのキャップを２つ重ねてテープでとめます。箱の上に穴をあけ、子どもはそこから入れます。できれば透明な箱を。

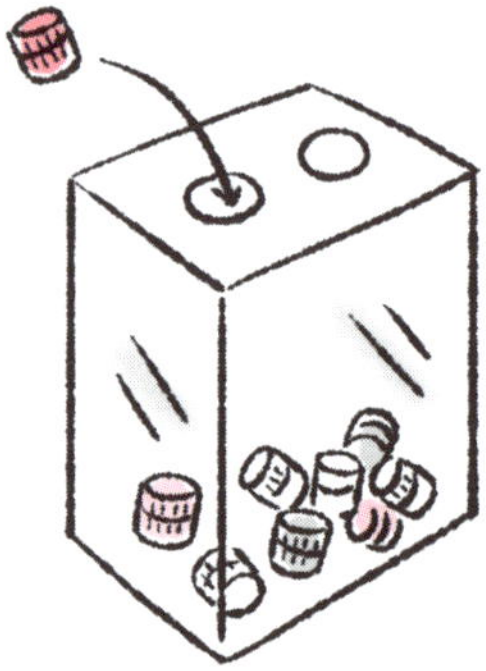

ないない　0歳

おもちゃを箱に入れます。片づけも遊びのうちです。

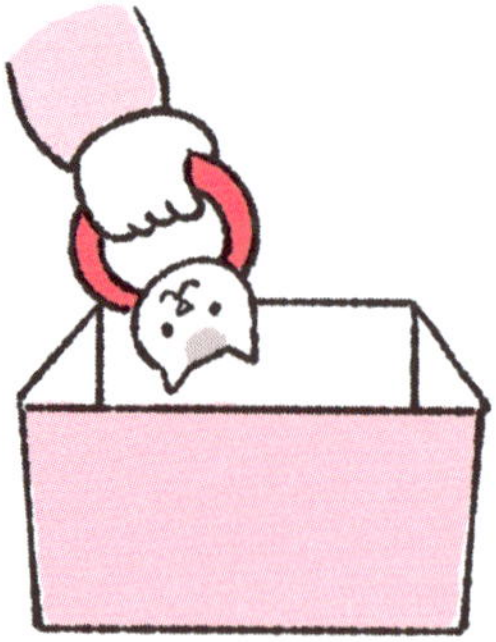

布引っぱり出し　0～1歳

ハンカチなど薄い布の端をつないでおき、ティッシュのように箱から引っぱり出して遊びます。

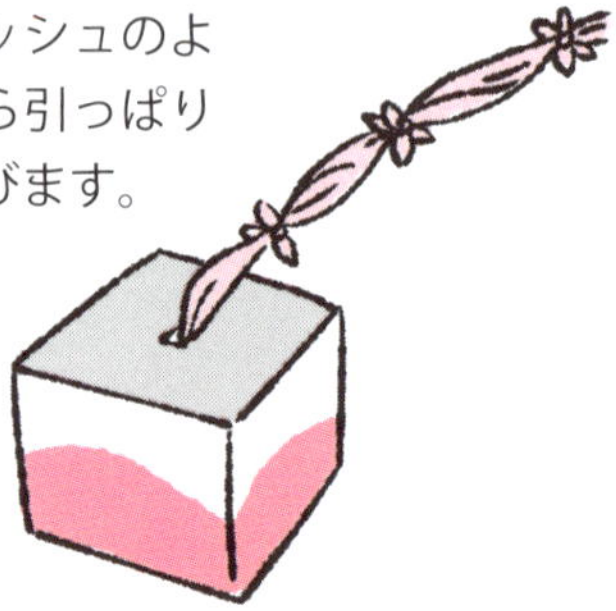

積み木並べ　1～2歳

色や形の違う積み木を横に並べて見せ、同じように並べます。

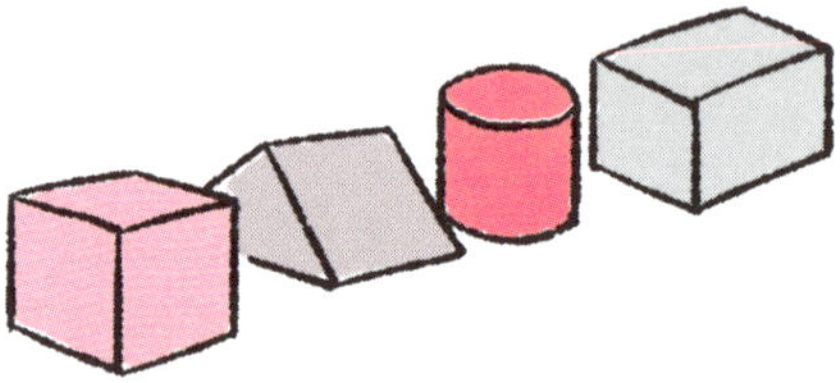

グーパー　2歳

グーパーを何回か勢いよく。できるようになったら、パーを親指と人差し指だけにするなど、変化をつけます。

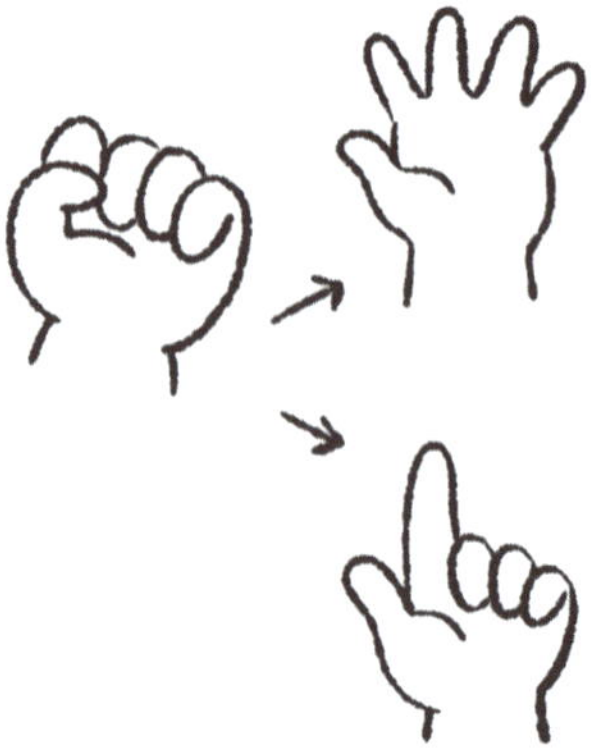

こんなことが気になります

例
- スプーンを使わず手づかみで食べる
- ひも結びが苦手

できることの目安

6ヵ月～1歳

- 容器に物を入れる・出す
- 親指と人差し指で物をつまむ

1～2歳

- 積み木をつむ
- 型はめ（型は３種類）
- スプーンですくって入れる
- 歌に合わせて手を動かす（「きらきら星」で手をキラキラする）

2～3歳

- 砂を型にはめて遊ぶ
- １回紙を折る
- １回紙を切る
- スタンプを押す
- シールを貼る

3～4歳

- 小さい折り紙を貼る
- △や□を描いたものをハサミで切る
- 枠内にシールを貼る

4歳～

- 曲線をハサミで切る
- 簡単なぬりえをする
- 折り紙を四つ折りにする
- テーブルの上をふく、はしをそろえる
- 洗濯物をたたむ

紙を折る

2～3歳

紙のすみに同じシールをつけておき、合わせます。紙の半分のところに折り目をつけておきます。最初に大人が見本を見せるといいでしょう。

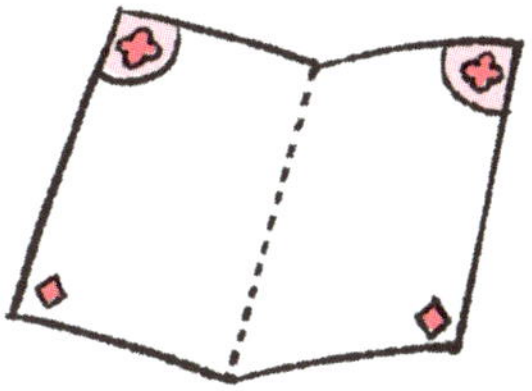

同じ物みっけ

3～4歳

紙袋など透けない袋を２枚用意して、それぞれに同じ物を３～５個入れておきます。最初に大人が袋の中から１つ取り出します。子どもは、それと同じ物を袋の中から手探りで見つけて取り出します。

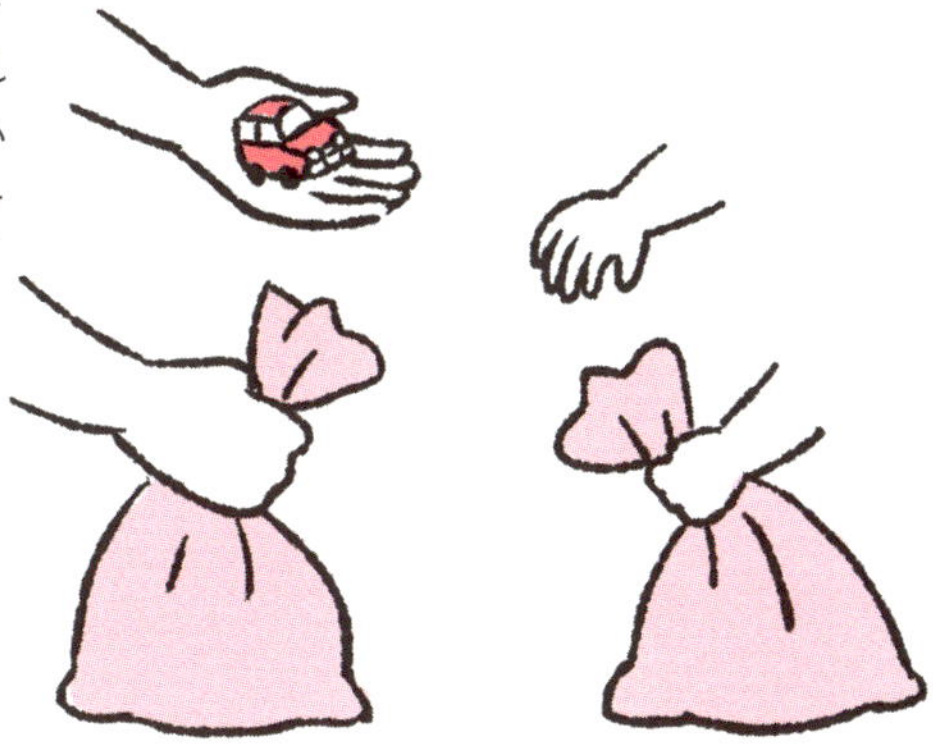

粘土や砂遊びでもたっぷり遊びたい

発達障害があると手先が不器用な傾向があります。幼いうちから手指を使う遊びをさせましょう。

粘土遊びは、こねる、丸める、伸ばす、形を作るなど、手指を使う要素がいっぱいです。砂遊び、お絵かきのほか、スプーンで豆をうつしたり、トングで物をはさむなど、日常的にも楽しく手先を使うようはたらきかけます。

全身の運動

家の中でできる運動遊びを

タオルブランコ　1歳

大きめのバスタオルや毛布を使います。大人が両端を持って、上下左右にゆらし、ゆれを楽しみます。

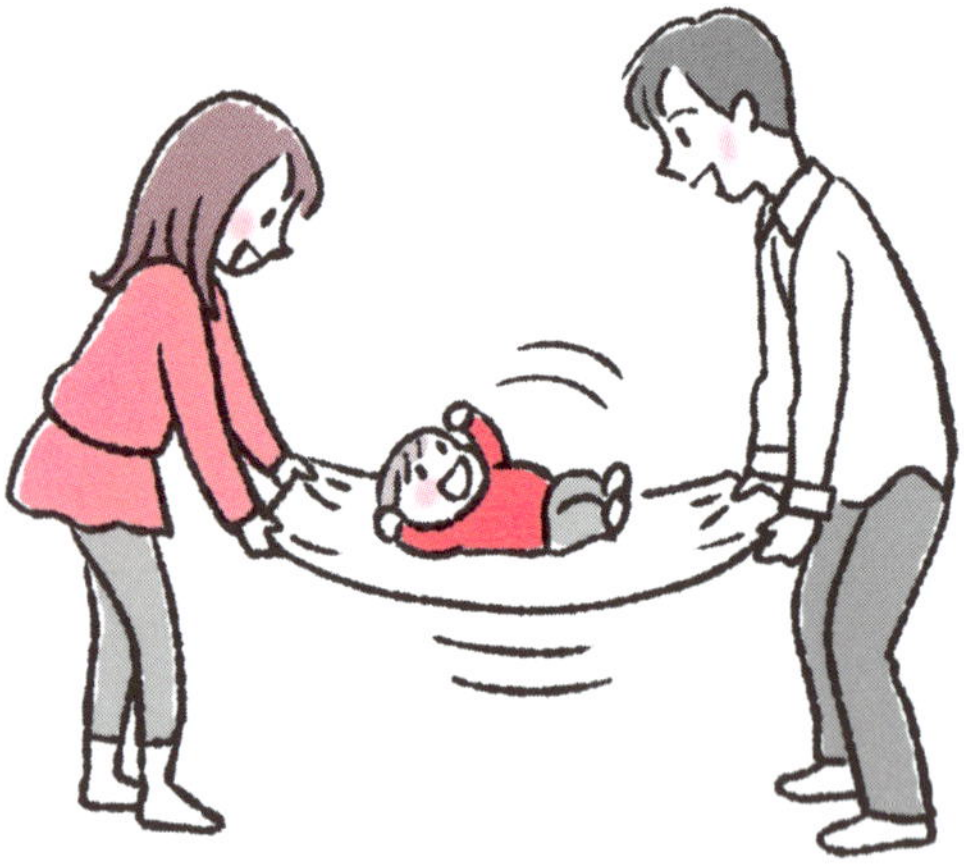

ふとんにジャンプ　1歳

ふとんを重ねてつみ、そこにとびついて、よじのぼります。

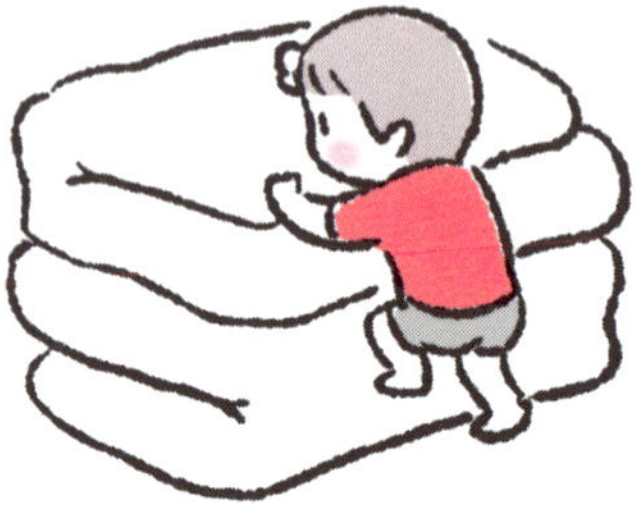

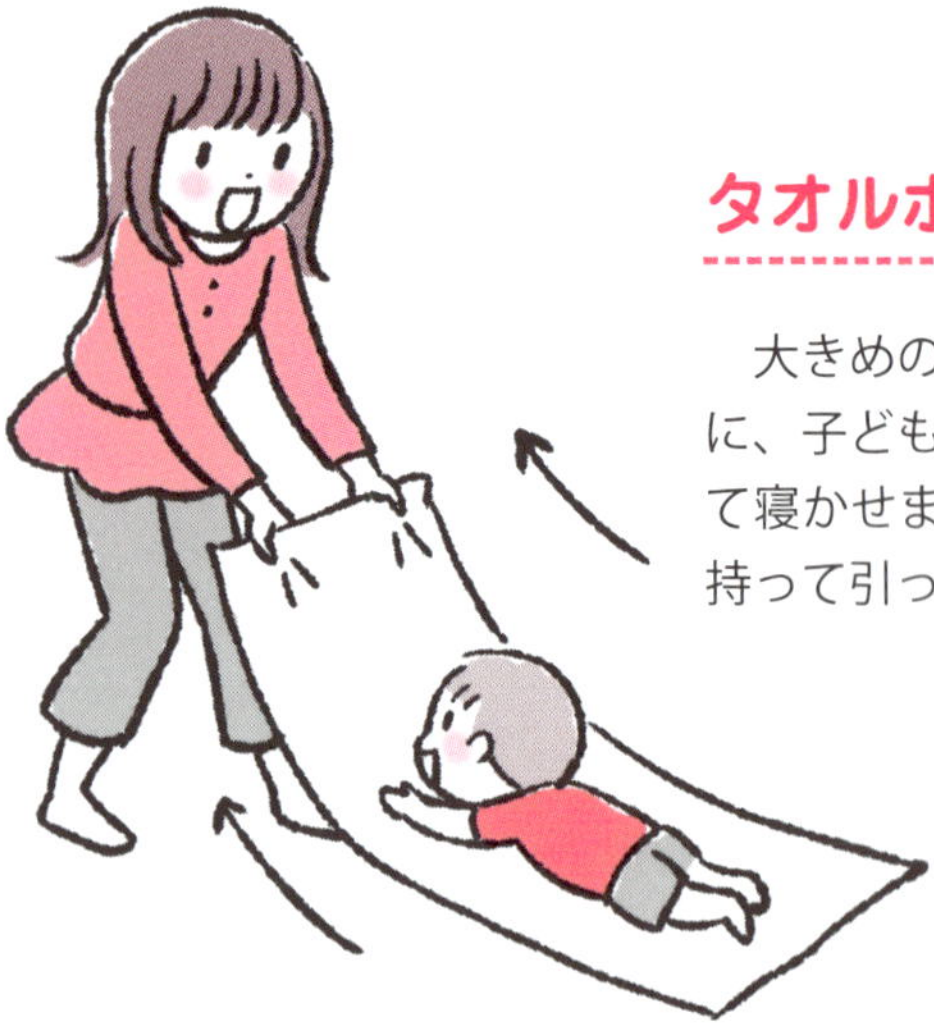

タオルボート　1歳

大きめのバスタオルなどに、子どもを腹ばいにさせて寝かせます。大人が端を持って引っぱります。

こんなことが気になります

例

- 転びやすい
- ボールを投げられない
- なわとびができない
- 手と足の動きがバラバラ（協調していない）

バランスボール

2～3歳

　バランスボールに腹ばいで寝かせて、両手を前にたらします。大人は両足をしっかり持って、ゆっくり前後にゆらします。

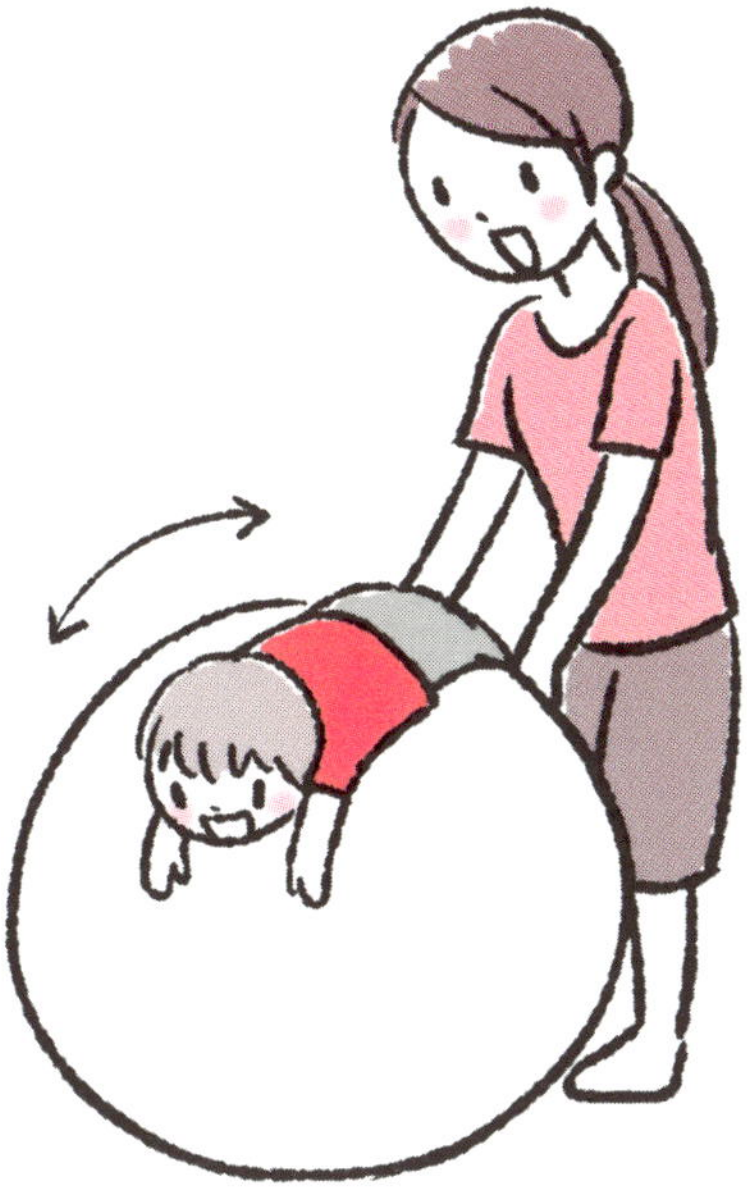

お馬の親子競争

1～2歳

　大人と一緒に馬になって「パカパカ」と競争します。

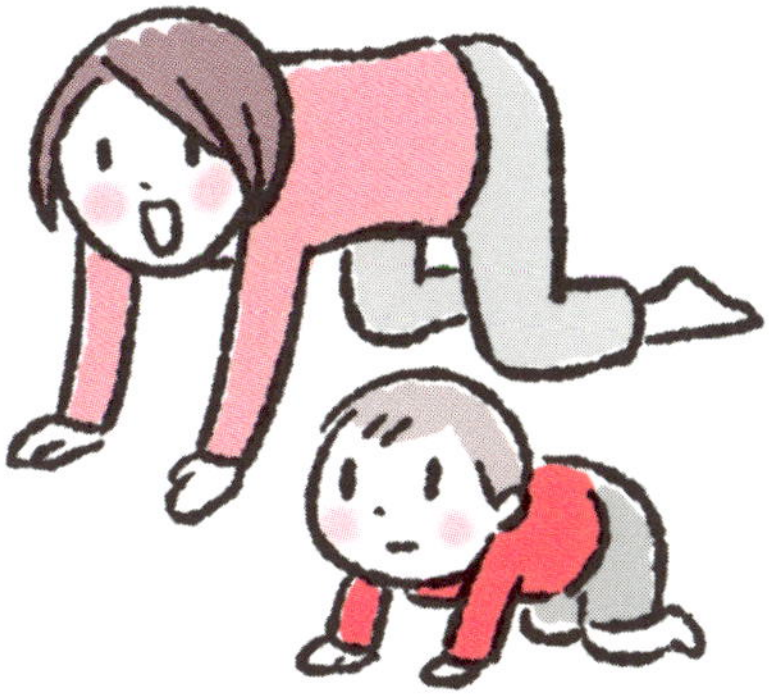

こんな遊びも

　空のペットボトルを並べてボウリング。

家庭で体を使って遊ぶ楽しさを

　体の動きがぎこちない子がいます。手足と全身の動きを協調させることが苦手なのです。体を支える力がないことも一因です。大きくなってから姿勢が悪くなってしまうので、脚力、腹筋など、体を支える力をつけましょう。日常的にも、よく歩くことが大切です。

　全身を使う遊びは、とても楽しいものです。ぜひ家庭で体験させましょう。

芋虫ゴロゴロ

2歳

　両手を伸ばして横転します。

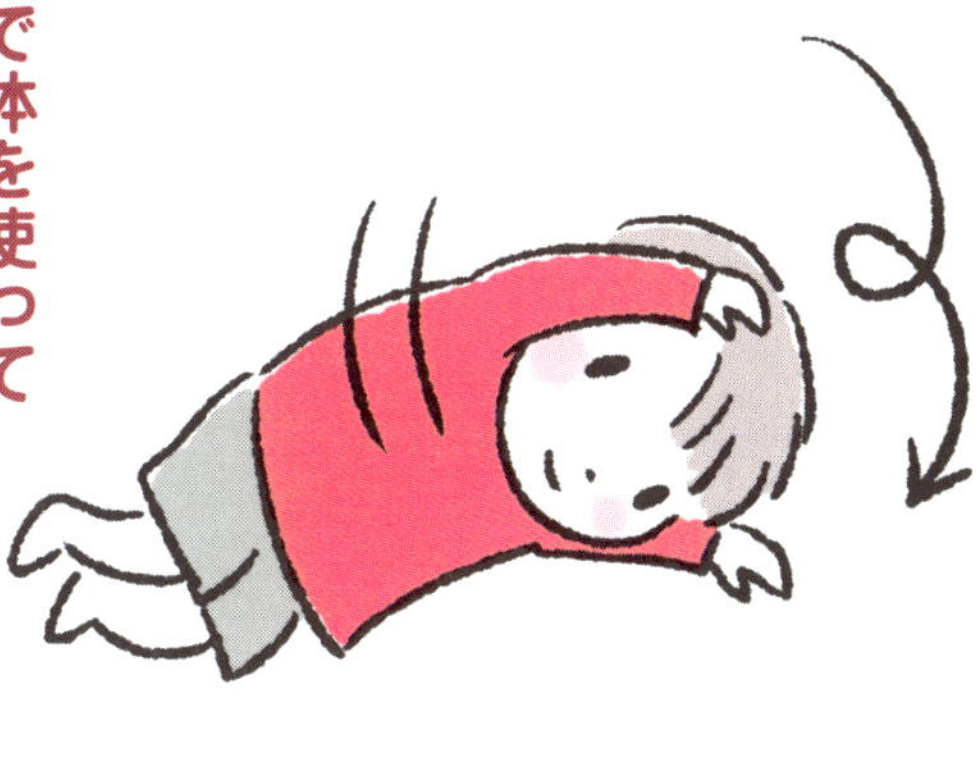

キャッチボール

3～4歳

大きいボールなら体で受け取れます。受け取れずに転がっていってしまったら、「取ってきて」と取りにいかせましょう。

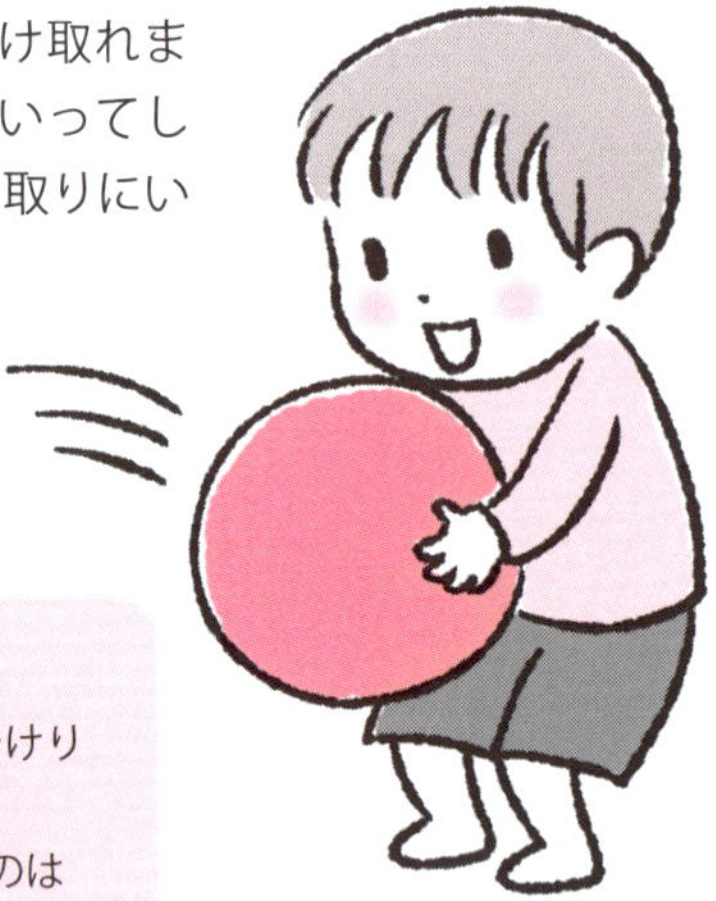

このほかにも

- 「1、2、キック」で風船をけります。(2～3歳)
- 走っていってボールをけるのは3歳半ごろ。

ケンパ

3～4歳

○を1個、2個、1個、2個、1個、1個、2個とかいて遊びましょう。

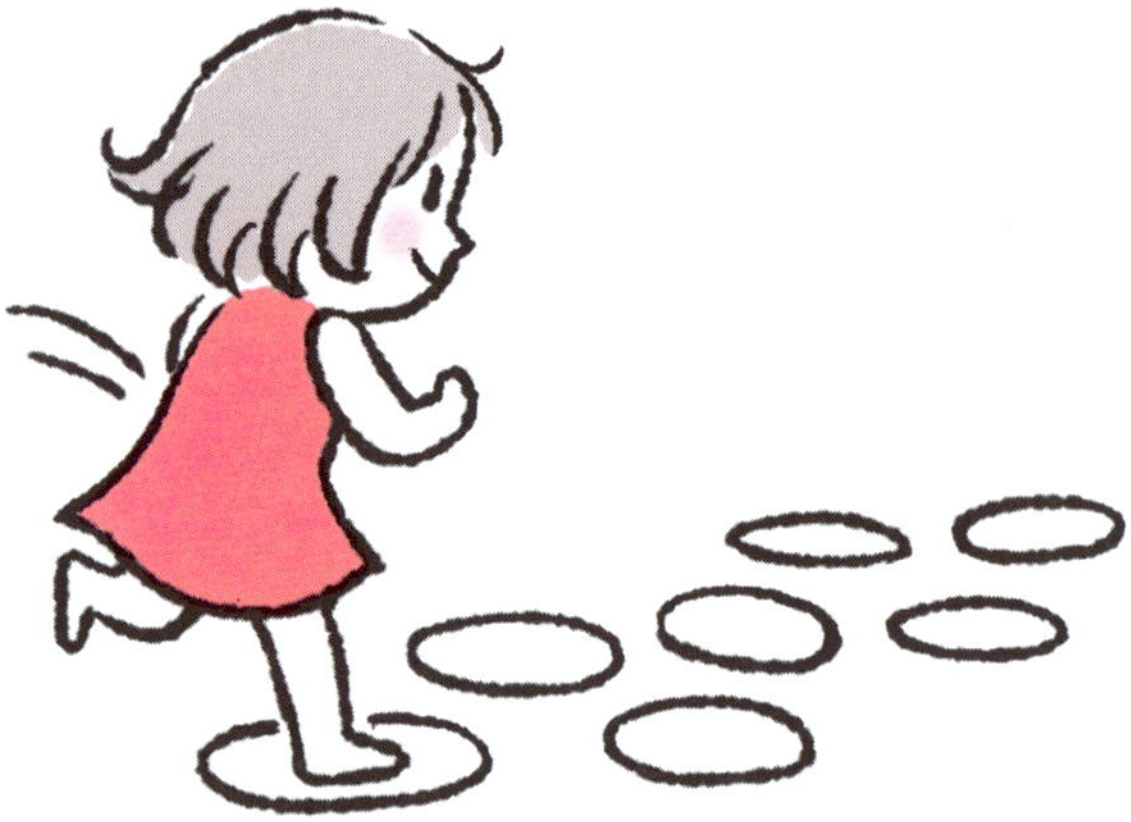

できることの目安

0～1歳

- 寝返りをする(6～7ヵ月)
- 座る(6～7ヵ月)
- つかまり立ちから伝い歩き

1～2歳

- ひとりで立つ、歩きはじめる(1歳～1歳3ヵ月)
- 走る(1歳4ヵ月～1歳半)
- 階段を上り下り
- ボールを大人のほうへ転がす

2～3歳

- 両足とびを始める
- 鉄棒に少しぶらさがる
- ボールを両手で前方へ投げる
- 大きなボールを持って走る

3～4歳

- ボールをける
- ボールを片手で肩から投げる
- 前転ができる
- 両足とびで10歩前に進む
- 鉄棒に少し長くぶらさがる

4歳～

- 片足とびで5歩前に進む
- 平均台の上を歩く
- 片足立ちが10秒以上できる
- なわとびが5回以上できる

小さくなってジャンプ
4歳

大人はタンブリンを持ち、「小さくなって……ジャンプ」と声をかけます。子どもは体のバネを使ってとびあがり、タンブリンをたたきます。タンブリンの高さは子どもに合わせて調節します。

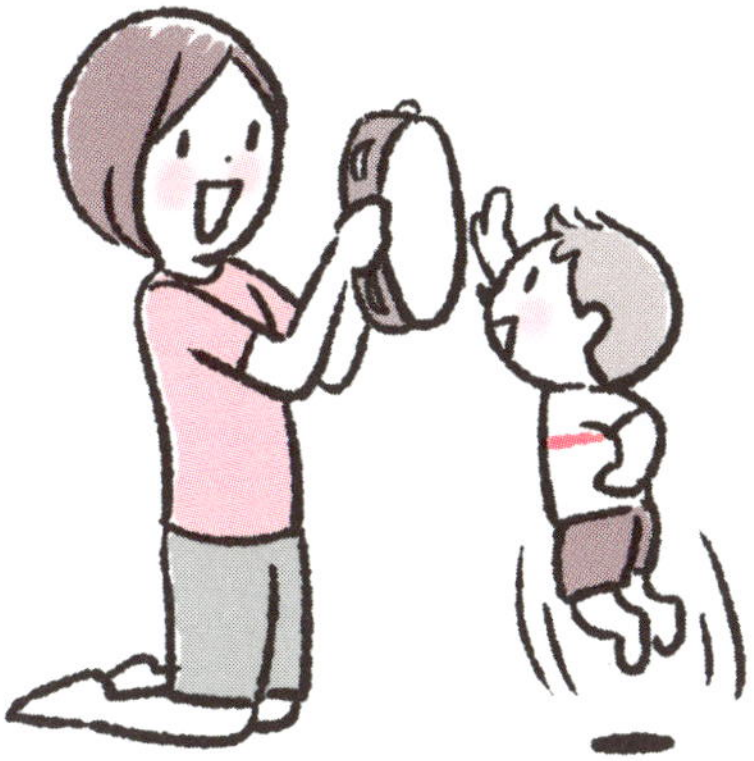

的当て
3〜4歳

段ボールで鬼の顔などの的をつくります。片手で握れるくらいの大きさのボールを投げて的に当てます。

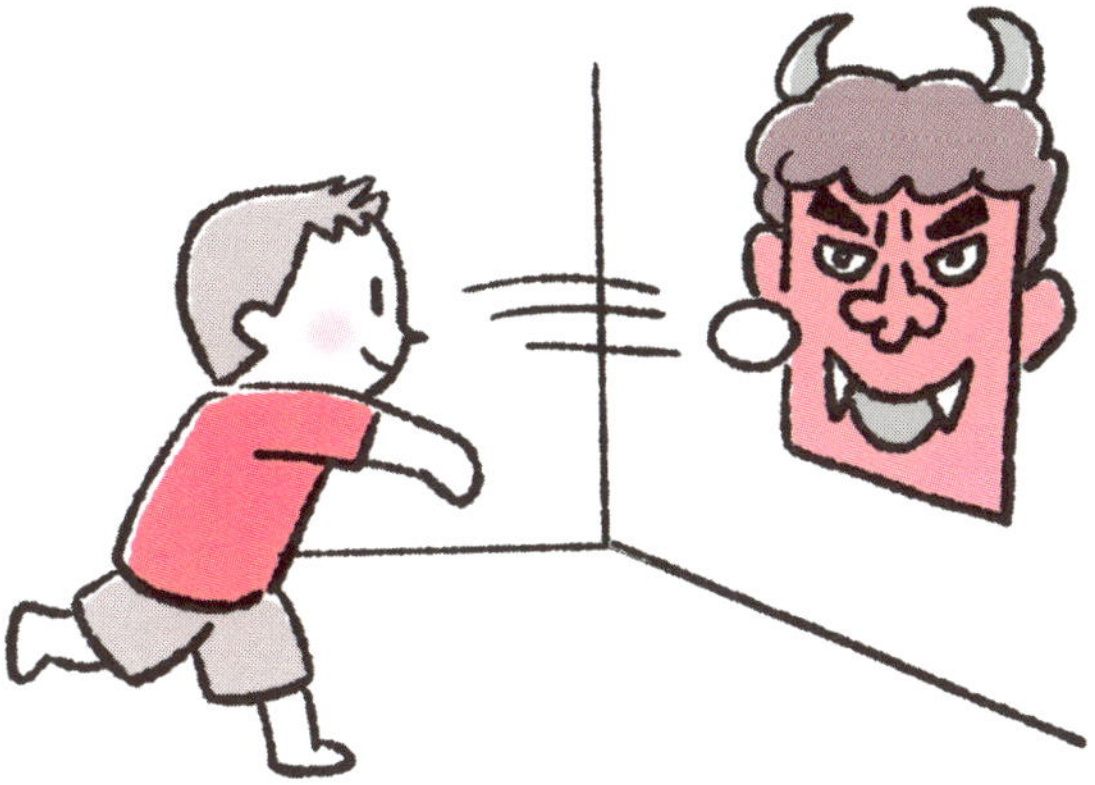

にょろにょろへび
4歳

「にょろにょろへびだよ、ふまないように」となわを動かして、ジャンプさせます。子どもがとべる程度に動かしましょう。

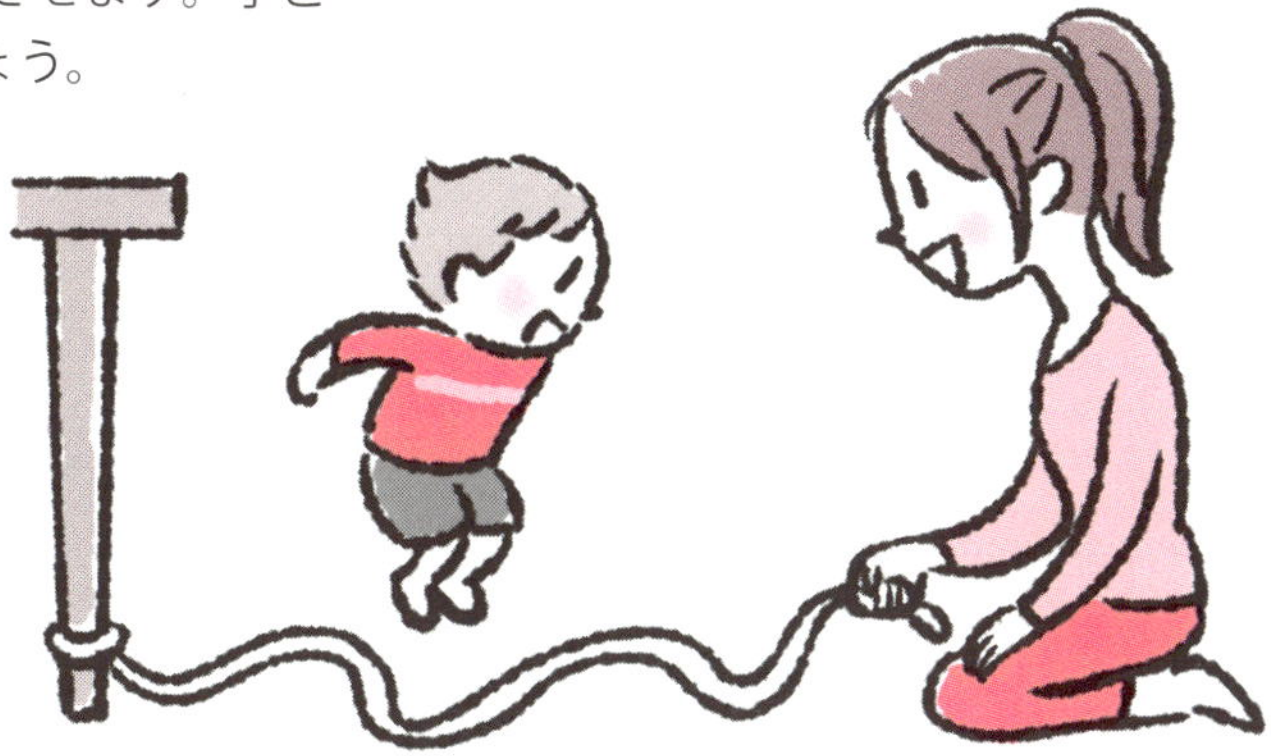

園で集団遊び

みんなで遊べば心も体も育っていく

輪っかで並ぶ

順番を守るのが苦手な子だけでなく、みんなでおこないましょう。床に足型や輪をかいて、ひとりずつ前に移動します。手を洗うときなどに。

こんな方法も

- 待っている間は体育座り
- 応援しているときはラインから出ない

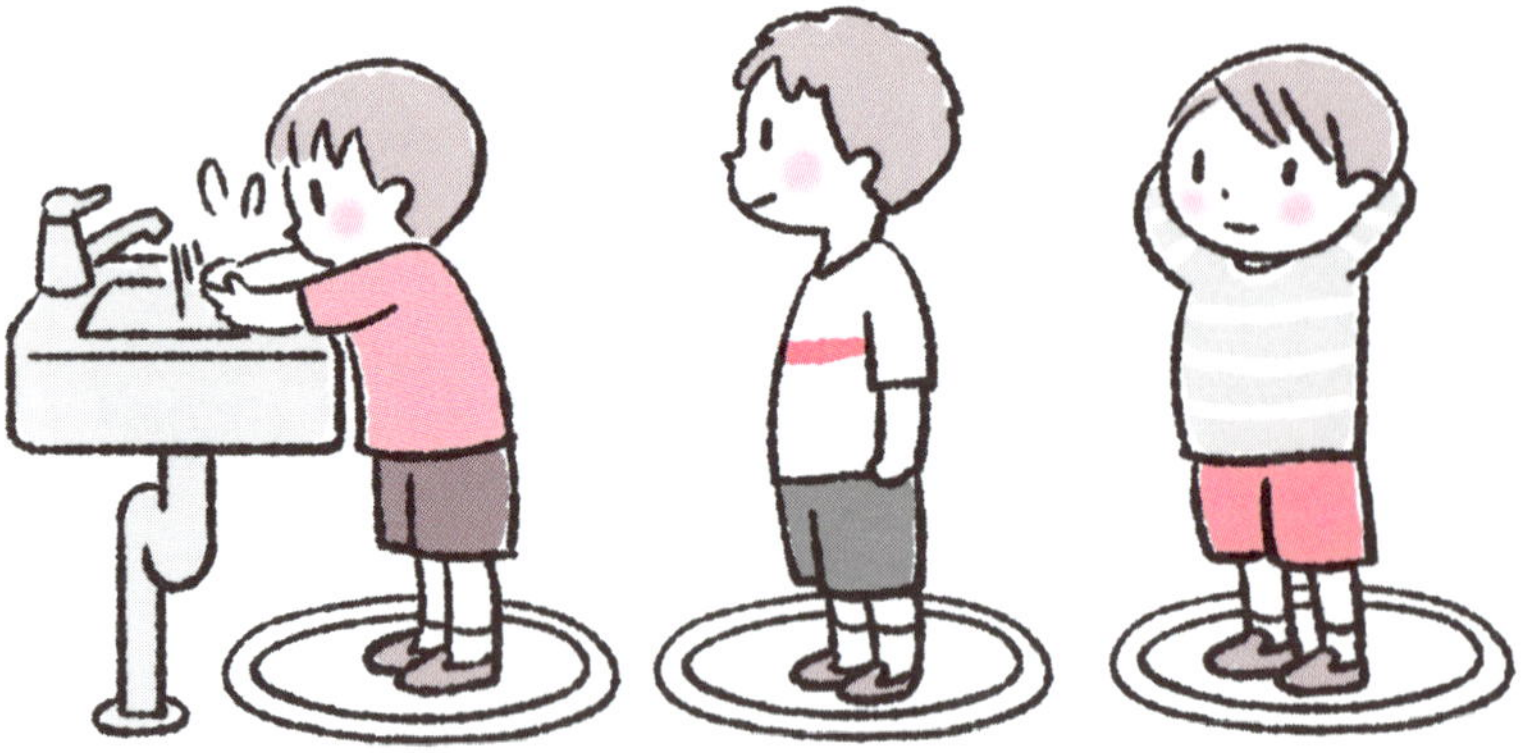

荷物運びごっこ

2～3歳

新聞紙を丸めてボール状にし、赤、青、黄など色を塗ります。同じ色の丸をかいたカードをかごにつけておきます。荷物（ボール）を運んで、同じ色のかごに入れます。

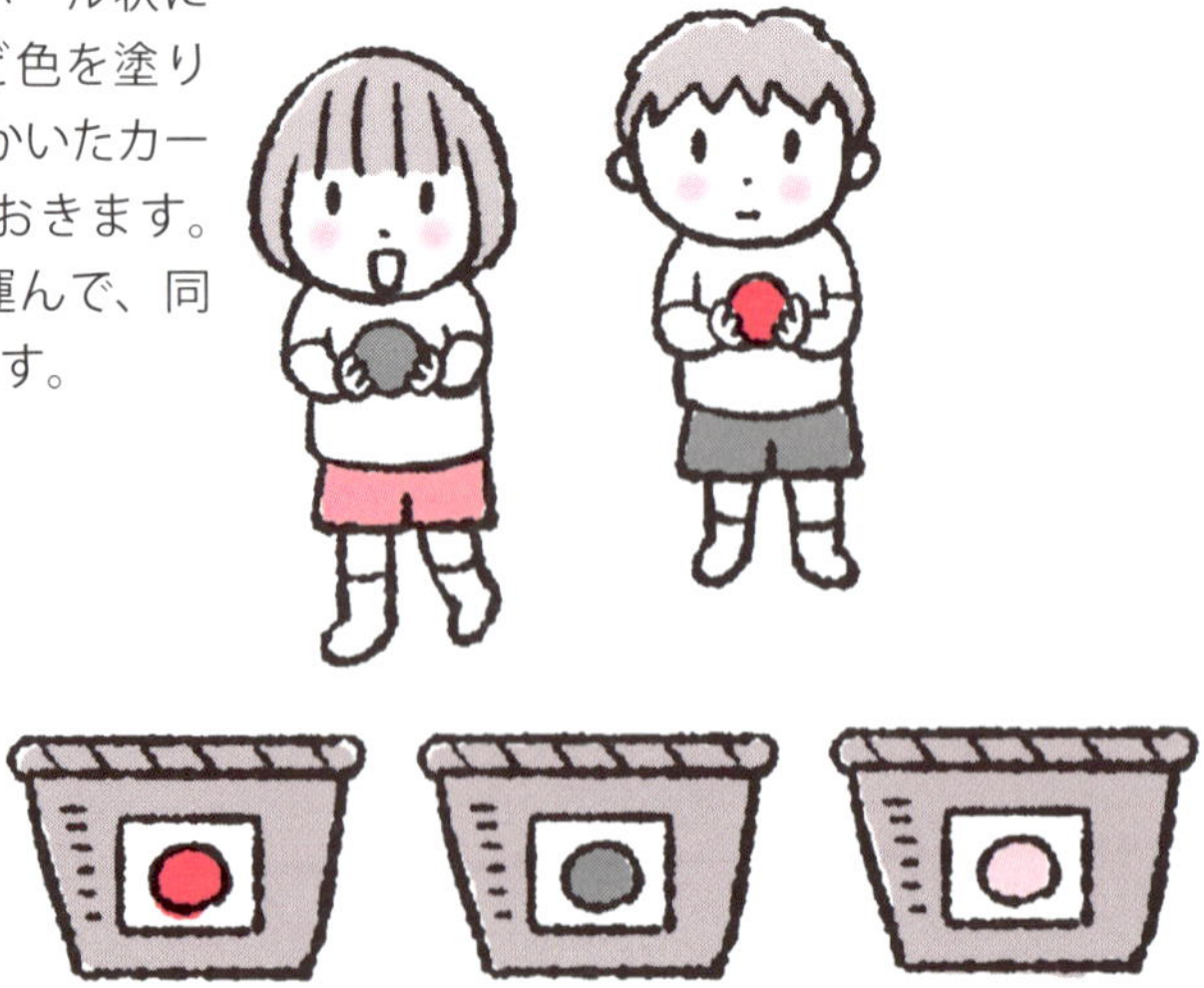

こんなことが気になります

例

- 勝手な行動が目立つ
- ひとり遊びになりがち

走る

床に30㎝幅で２本の線を引きます。その間を走ります。

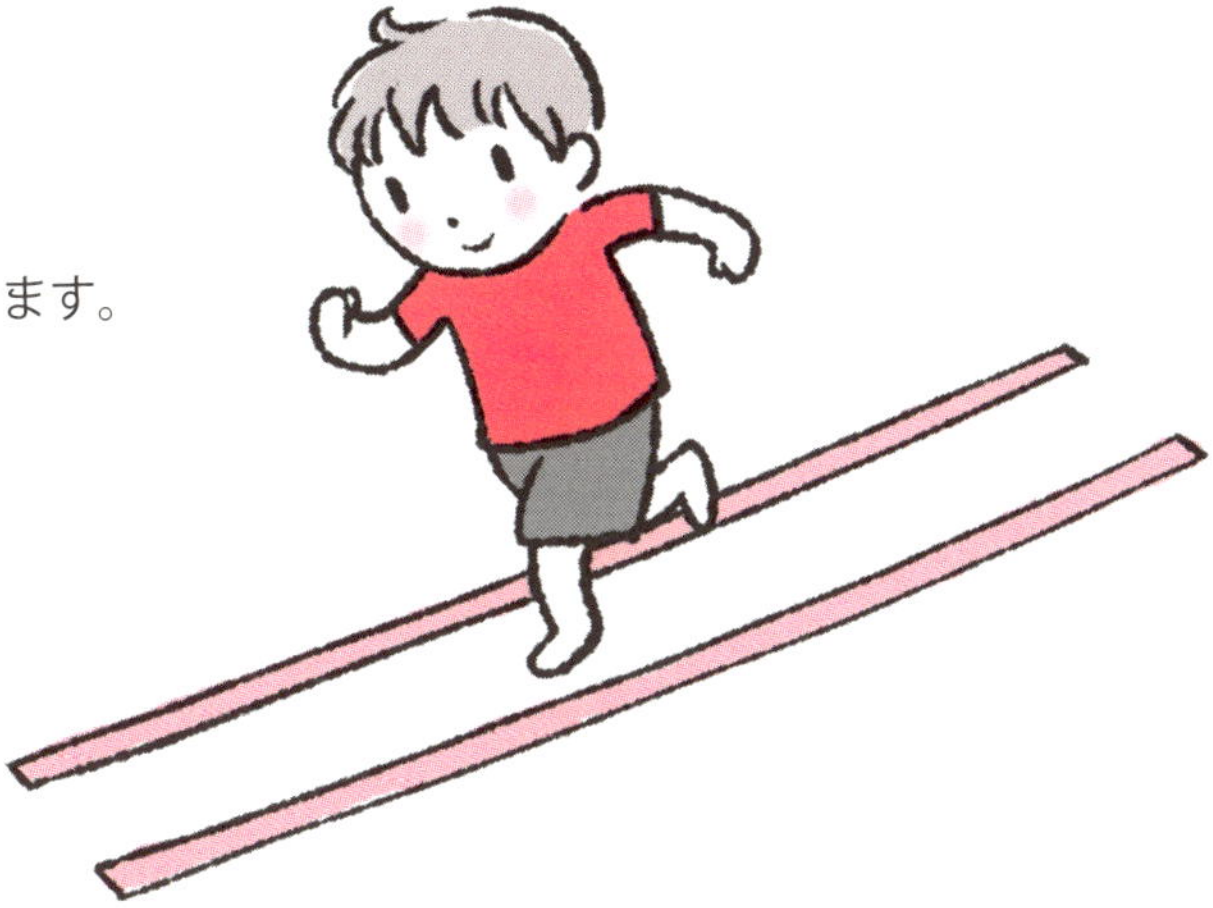

カラーコーンを置き、その間をジグザグに走ります。最初は色テープで道をつくっておき、慣れたらとります。

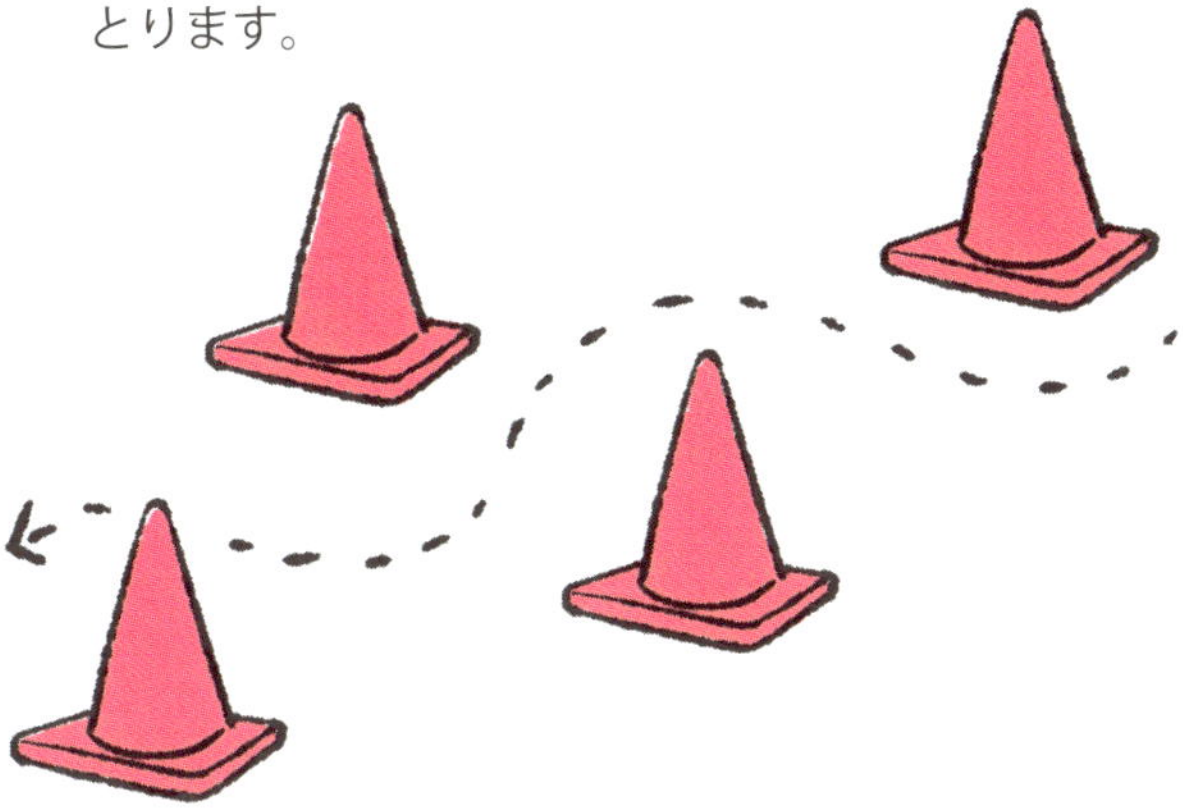

いすとりゲームのアレンジ

4～5歳

並べるいすの外側の床に円をかいておきます。子どもたちは、音楽に合わせて、その円の上を歩くようにします。
整然と並んで歩く練習にもなります。

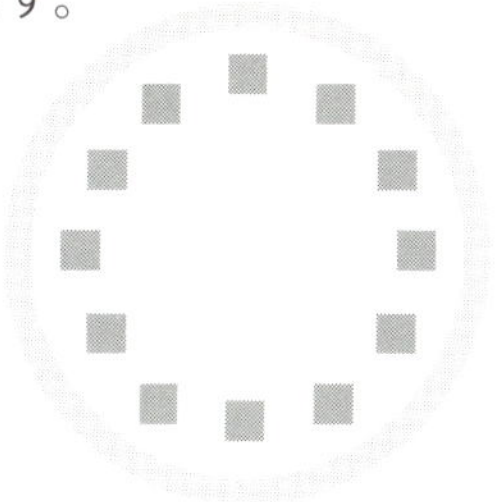

「みんなと一緒」に気づかせる

幼稚園や保育園は集団の場。まさに、人とかかわる力が弱い子どもにはぴったりの環境。人間関係を学ぶ場であり、遊びの場、生活の場でもあります。遊びだけでなく、生活の面でも、はたらきかけをしていきましょう。

まず、始まりと終わりのあいさつは必ずします。手をつないで歩く、列になって歩く、リズムに合わせて歩くなど、集団を意識して行動することが大切です。

園でできることはたくさんある

発達の気になる子どもへの対応を、ひとりの先生だけが受け持つのはたいへんです。保護者が子どもの障害を受け入れられなくても園でできることはたくさんあります。ほかの先生方、巡回相談員などと連携しましょう。

スプーンレース
3～4歳

小さめのなべにボールを入れて競争します。集中力が高まります。

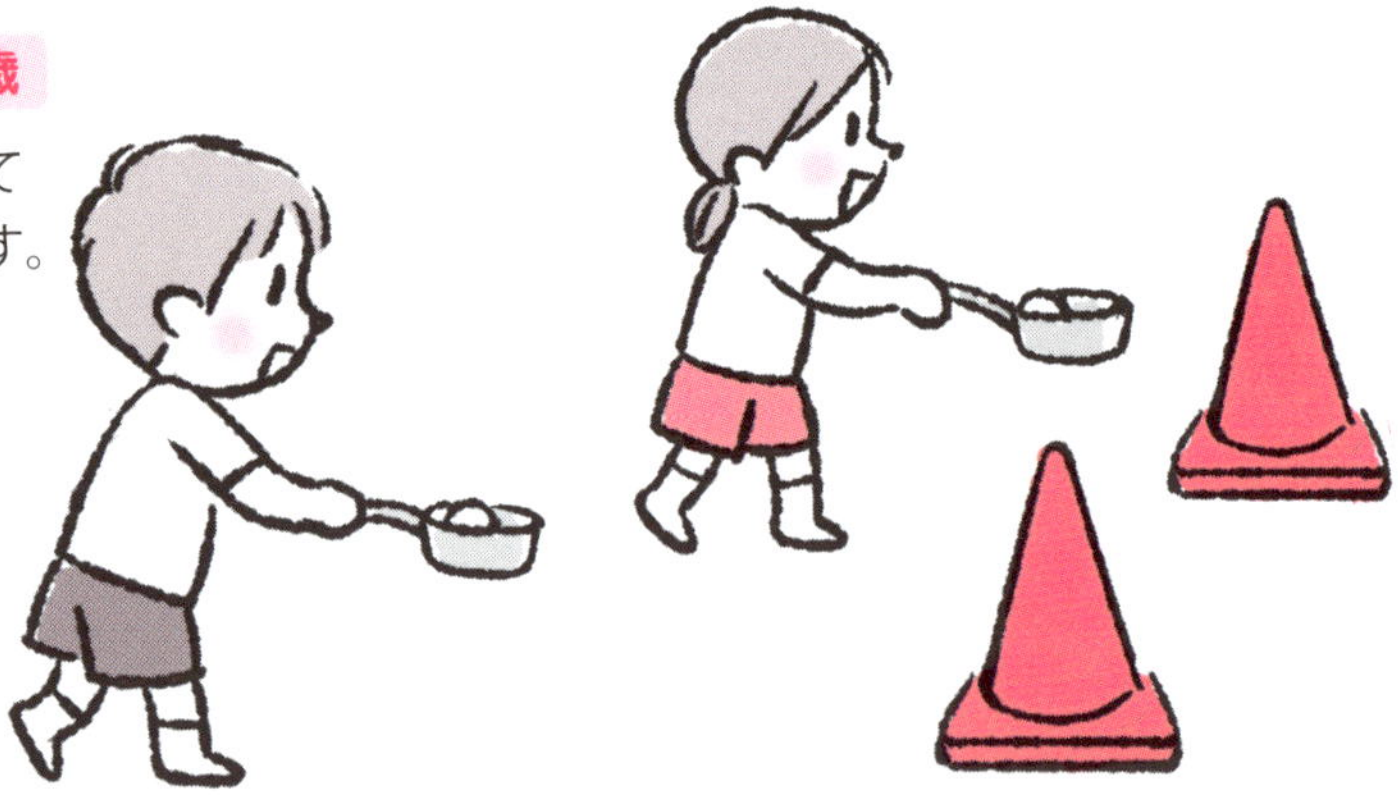

しっぽ取りゲーム
4～5歳

2チームに分かれます。ズボンの後ろにひもやリボンでしっぽをつけて鬼ごっこ。しっぽを取られたらおしまい。しっぽをたくさん取ったチームが勝ちです。（2～3歳は先生がしっぽをつけて逃げる）

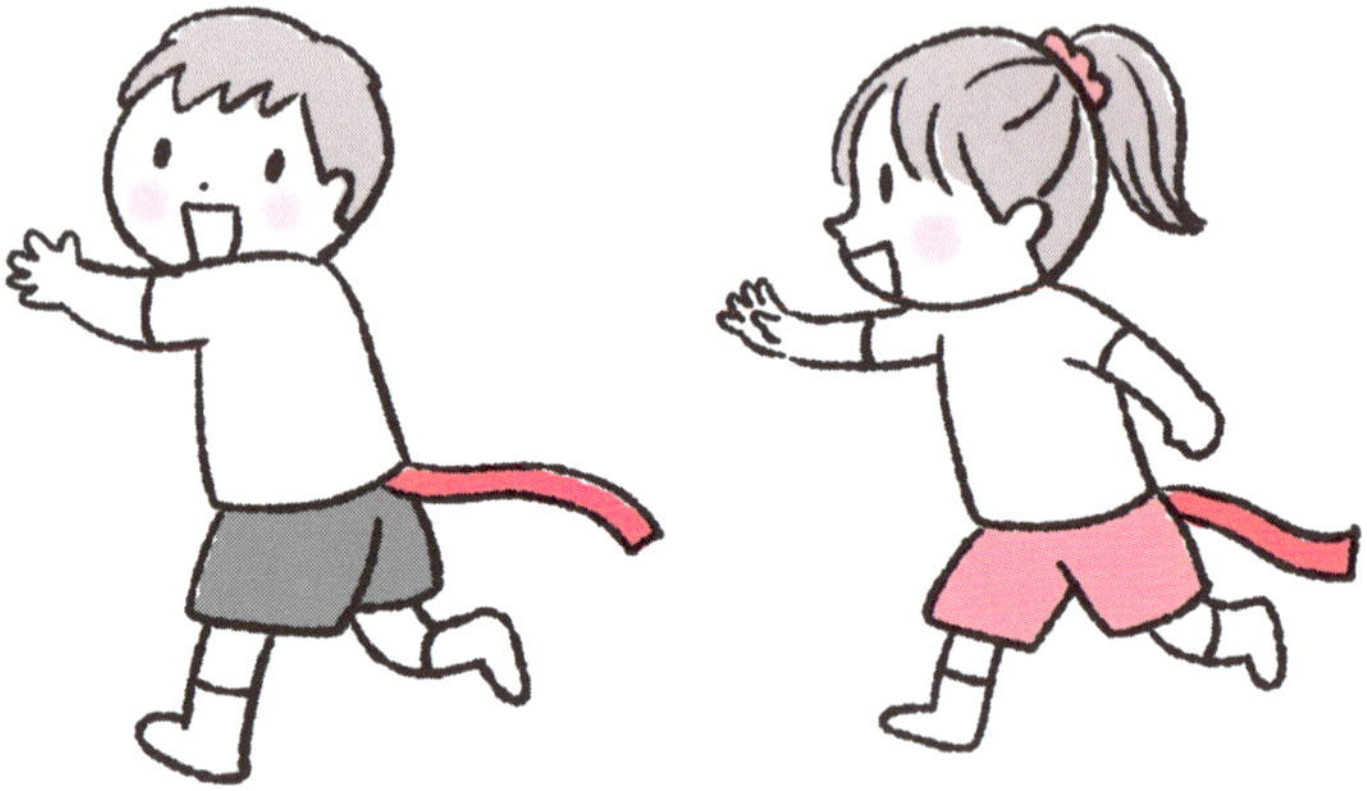

フルーツバスケット
4～5歳

いちご、バナナなど果物をかいたカードを首から下げます。「いちご」と言ったらいちごのカードの子どもだけ席を移動。「フルーツバスケット」と言うと、全員が移動。最初はいすを減らさずに、保育士が鬼をしますが、慣れてきたらいすを1つ減らし、座れなかった子が鬼になります。

こんな遊びも

●**じゃんけん列車**

じゃんけんで負けたら勝った子の後ろにつきます。どんどん長くなります。

大きいかるたとり

4～5歳

園庭に大きな絵を描いて、「りんご」「くま」などと指示して、その絵の上に移動させます。ない絵を指示して、「ないよ」と言わせることも大切です。○△□でもいいです。

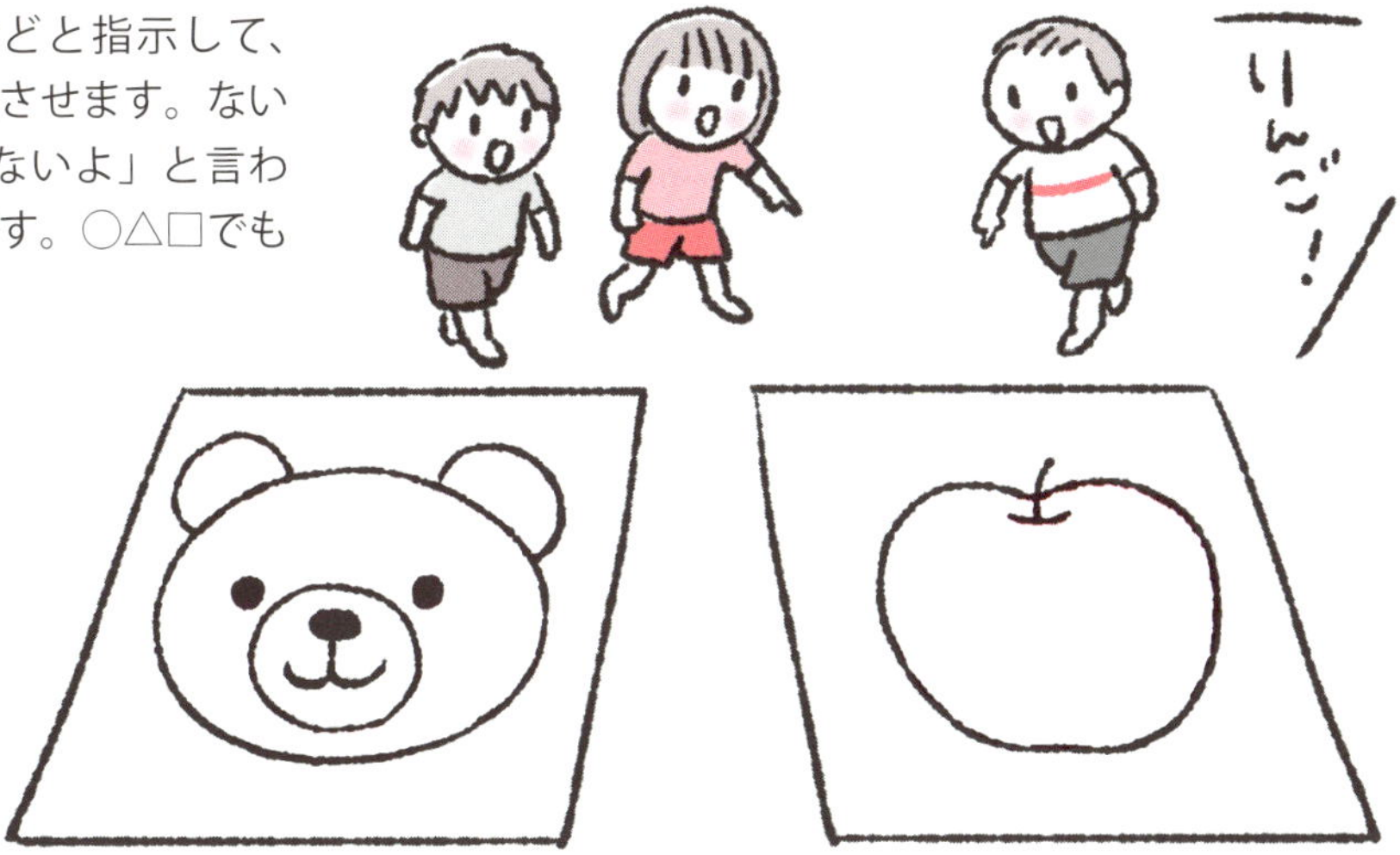

最初に約束を

負けたときに騒がないように、ゲームを始める前に話して約束しておきましょう（下記参照）。それでも負けて騒いだら静かに待ちます。落ち着いてきたら、約束したことを言わせ、言葉で確認させます。

- ゲームは負けることもある
- ルールを守る
- ずるをしない
（したら「お休みコーナー」へ行く）
- 負けても騒がない
（騒いだら「お休みコーナー」へ行く）
- 最後までやる

赤青オセロ

4～5歳

大きな赤青オセロを段ボールで作ります。赤組と青組の２チームに分けます。決められた時間に相手のオセロをひっくり返し、自分のチームの色にします。数の多いほうが勝ちです。

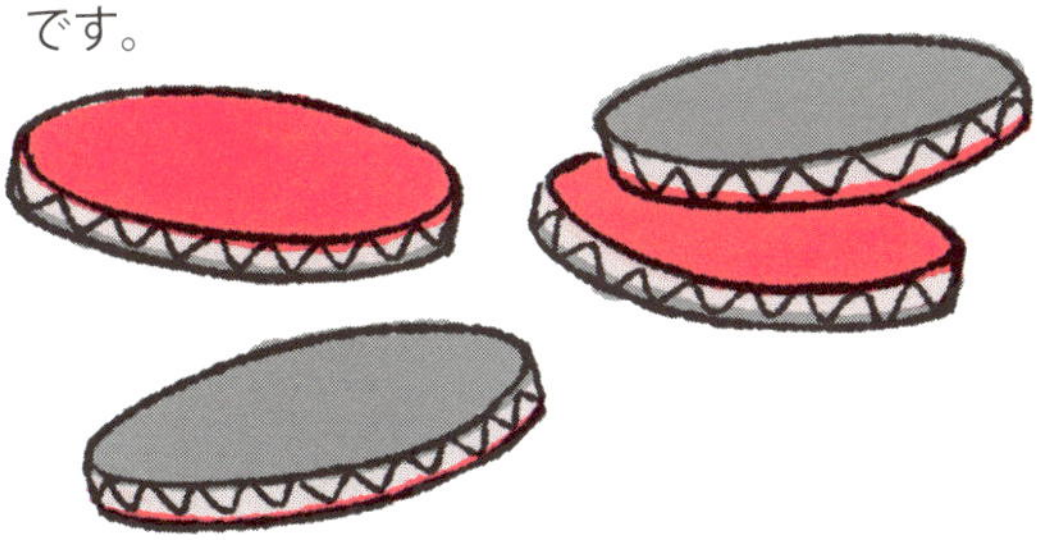

1歳6ヵ月健診票モデル

下記の提案項目は、右マス内に色や番号がついていることをみる

提案項目	運動	社会性	認知	生活	健康	育児	発達
	①粗大 ②微細	対人適応	①言語理解 ②表出 ③概念	①身辺 ②習慣			発達障害に関わる
お子さんの普段の生活時間をご記入ください（起床、朝食、夕食、就寝の時刻を記入。記入例 7:00）				②			
今までに大きい病気、ひきつけ、手術治療中の病気などがありますか							
体の発育について心配なことがありますか（太りすぎ、やせすぎ、その他）							
耳のことや聞こえについて気になることがありますか							
極端にまぶしがったり、目付きや目の動きがおかしいのではと気になりますか							
ひとりで上手に歩きますか（歩き始め　歳　ヵ月〜）	①						
積み木が積めますか	②		③				
クレヨンなどでなぐりがきをしますか	②		③				
手を引かれて階段を上がることができますか	①						
自分でコップを持って水を飲めますか	②			①			
スプーンなどを使って食べようとしますか	②		③	①			
食欲や偏食などで困っていることがありますか							
服を着せてもらうとき、手や足を差し出して応じますか			③	①			
こわいことがあるとお母さんなどにしがみついたりしますか							
相手になって遊ぶと喜びますか							
かんが強くなだめても長時間泣き続けることがありますか							
目が合いにくいと思うことがありますか							
大人の顔を見て欲しい物や知っている物を指さしますか			②				
大人の身振り（バイバイ、こんにちはなど）のまねをしますか			③				
名前を呼ぶと振り向いたり立ち止まるなどしますか			①				
おもちゃの自動車を走らせたり、ぬいぐるみを抱いたりして遊びますか			③				
絵本を見て知っているものを聞くと指さしますか			①②③				
ママ・ブーブーなど意味のある言葉をいくつか話しますか（　語）			②				
大人の言う簡単な言葉がわかりますか（おいで、ちょうだい、〇〇を持ってきてなど）			①				
ほかの子どもに興味をもちますか							
興味を持つ物が限られていますか（回るもの、光るもの、水など）							
なかなか寝ない、すぐ眼を覚ます、睡眠の前後にひどくぐずるなど睡眠で困ることがありますか				②			
いつも落ち着きがなく動き回ると思いますか							
育児は楽しいですか							
育児の相談者や協力者はいますか（複数回答可）配偶者、親、友人、その他、いない							
その他、心配なこと、相談したいことがあれば書いてください							

元日本臨床発達心理士会千葉支部乳幼児健診ＰＴで作成。従来の項目に加え、発達障害に関する項目を充実させている。

著者

黒澤礼子（くろさわ・れいこ）

臨床心理士。臨床発達心理士。東京大学文学部心理学科卒。筑波大学大学院教育研究科修士課程修了。聖徳大学幼児教育専門学校講師、順天堂大学医学部附属病院にて小児科・療育相談、子ども家庭支援センター心理・発達専門相談員を経て、現在、特別支援教育専門家チーム委員、法政大学講師、神奈川大学大学院講師などを務める。主な著書に『心身障害Q&A 児童虐待』（黎明書房）、『発達障害に気づいて・育てる完全ガイド』（講談社）などがある。

翻訳協力

黒澤尚（くろさわ・ひさし）

順天堂大学医学部附属病院特任教授。医学博士。

健康ライブラリー

発達《はったつ》が気《き》になる赤《あか》ちゃんにやってあげたいこと

気《き》づいて・育《そだ》てる超早期療育《ちょうそうきりょういく》プログラム

2017年11月21日　第1刷発行
2024年 9 月 5 日　第4刷発行

著　者	黒澤礼子（くろさわ・れいこ）
発行者	森田浩章
発行所	東京都文京区音羽２丁目-12-21 郵便番号　112-8001 電話番号　編集　03-5395-3560 販売　03-5395-4415 業務　03-5395-3615
印刷所	TOPPAN株式会社
製本所	株式会社若林製本工場

N.D.C.493　98p　21cm

ISBN978-4-06-259865-1

- 編集協力
  新保寛子（オフィス 201）
- カバーデザイン
  山原 望
- カバー・本文イラスト
  くどうのぞみ
- 本文デザイン
  南雲デザイン

KODANSHA

参考文献

『Early Start Denver Model for Young Children with Autism』
Sally J.Rogers and Geraldine Dawson
（The Guilford Press）

『赤ちゃんの発達障害に気づいて・育てる完全ガイド』
黒澤礼子（講談社）

『幼児期の発達障害に気づいて・育てる完全ガイド』
黒澤礼子（講談社）

『ココロとカラダほぐしあそび』
二宮信一（学研プラス）

『２歳からはじめる自閉症児の言語訓練』
藤原加奈江（診断と治療社）

『知っておきたい発達障害の療育』
尾崎康子、三宅篤子（ミネルヴァ書房）

講談社 健康ライブラリー イラスト版

食物アレルギーのすべてがわかる本

国立病院機構相模原病院臨床研究センター長
海老澤元宏 監修

血液検査が陽性でも食べられないとは限らない。正しい食事管理から緊急時の対応法まで徹底解説！

ISBN978-4-06-259782-1

「ぜんそく」のことがよくわかる本

東邦大学医療センター大橋病院教授
松瀬厚人 監修

治療を中断すると炎症が進み、発作をまねく。正しい治療の進め方と発作を防ぐ生活のコツを徹底解説。

ISBN978-4-06-259818-7

ことばの遅れのすべてがわかる本

言語聴覚士
中川信子 監修

ことばの遅れはよくあること。発語がないからって、心配しないで。あせらず育てる10のコツを紹介します。

ISBN4-06-259411-0

講談社 健康ライブラリー スペシャル

図解 マインドフルネス瞑想がよくわかる本

関西学院大学文学部総合心理科学科教授
有光興記 監修

悩みがなくなる、ストレスが減るチャートを見ながら実践できる！

ISBN978-4-06-259859-0

支援・指導のむずかしい子を支える魔法の言葉

特別支援教育ネット代表
小栗正幸 監修

話が通じない、聞く耳をもたない子の心に響く対話術。暴言・暴力、いじめ、不登校……困った場面も乗り切れる！

ISBN978-4-06-259819-4

子どもの花粉症・アレルギー性鼻炎を治す本

ながくら耳鼻咽喉科アレルギークリニック院長
永倉仁史 監修

子どもの症状はくしゃみ、鼻水だけではない。大人と違うから気づきにくい。年代別対応法と根本から治す最新療法がわかる。

ISBN978-4-06-259800-2

子どものアトピー性皮膚炎 正しい治療法

東京逓信病院皮膚科部長
江藤隆史 監修

親がよかれと思ってやることが逆効果に。子どもにとってベストな治療法がわかる！

ISBN978-4-06-259802-6

3歳までの子育てに大切なたった5つのこと

児童精神科医
佐々木正美 監修

たった「5つのこと」を心がけるだけでみるみる変わる！パパ&ママ、保育園・幼稚園の先生向けのハッピー子育てレッスン。

ISBN978-4-06-259680-0